STROPHANTHIN
Segen der Menschheit

Strophanthin, ein Wirkstoff aus dem Samen der afrikanischen Schlingpflanze Strophanthus, ist eines der segenreichsten Arzneimittel. Durch Verkettung unglückseliger Umstände wird seine Wirkung von der offiziellen Wissenschaft geleugnet, weswegen seit Jahrzehnten viele Menschen in der Größenordnung eines Weltkriegs qualvoll leiden und an Herzinfarkt sterben. Der von der Weltgesundheitsorganisation als Killer Nr. 1 bezeichnete Herzinfarkt bildet die verheerendste Epidemie auf unserem Globus. Sie könnte in kurzer Zeit beendet werden, wenn Strophanthin weltweit richtig angewendet würde. Die durchschlagend positive Wirkung des Strophanthins kann von jedem Arzt und jedem Patienten auf einfache Weise bestätigt werden. Der schlimme Kunstfehler, betroffenen Patienten Strophanthin vorzuenthalten, muss endlich eingestellt und auch als ein solcher verurteilt werden. Sorgen auch Sie dafür, dass Abermillionen, die völlig unnötig am Herzinfarkt sterben müssen und an seinem Vorstadium leiden, gerettet werden!

Hans Kaegelmann, Windeck 2012

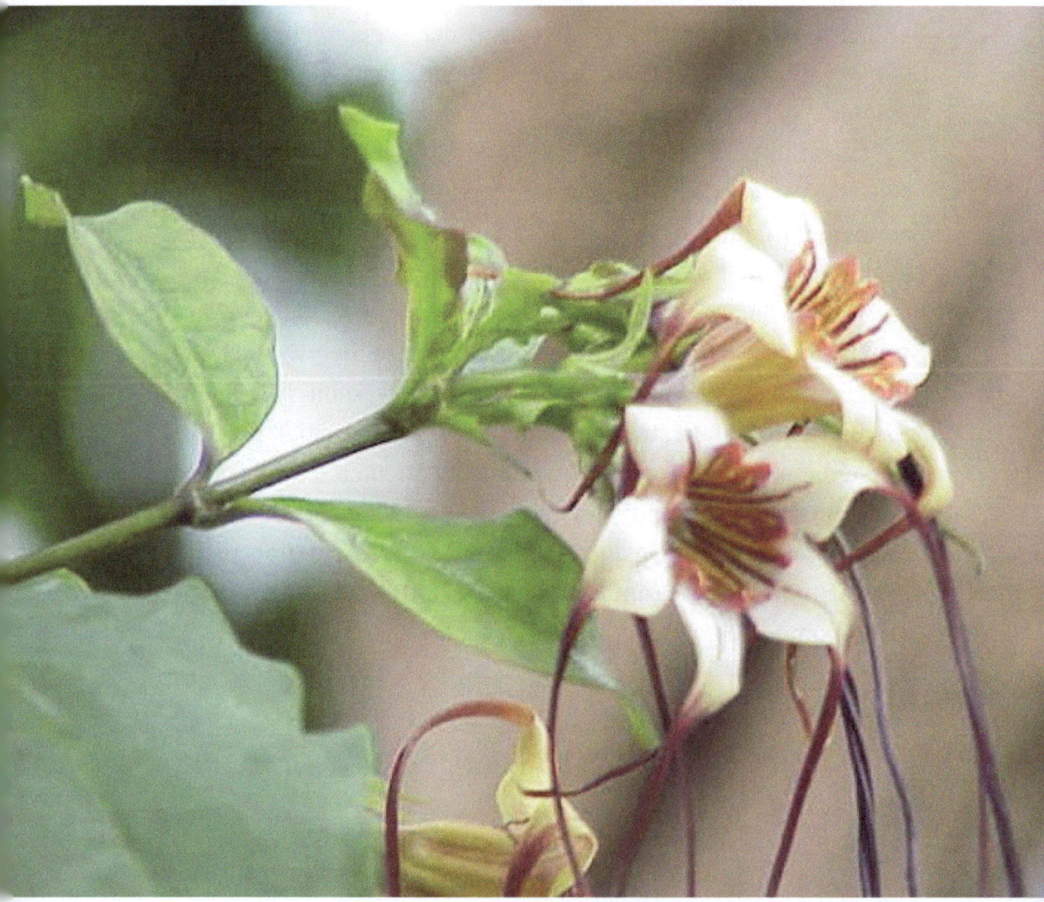

Foto: Wikipedia – Strophanthus pruessii (K. Stueber)

STROPHANTHIN
Segen der Menschheit

Hans Kaegelmann
Facharzt für Innere Medizin

Teil 1

Hans Kaegelmann

Eine wissenschaftlich gesicherte, gemeinnützig notwendige Dokumentation des Strophanthins

Ursprünglicher Untertitel: Ein popularwissenschaftliches, wissenschaftlich gesichertes, gemeinnützig notwendiges Pamphlet. Die Originaldarstellung wurde mit Erlaubnis des Autors Herrn Kaegelmann durch Herrn Heiner Studt lektoriert.

Teil 2

Dr. med. dent. Wieland Debusmann, Strophanthinexperte

Wollen Sie wissen, wie man sich nachweislich und sicher vor einem Herzinfarkt schützen kann?

Anhang

Auszug aus dem Buch „Skandal Herzinfarkt“ von Dr. Peter Schmidsberger

www.jimhumbleverlag.com

STROPHANTHIN
Segen der Menschheit

Jim Humble Uitgeverij B.V.
Postbus 1120
NL - 6040 KC Roermond
www.jimhumbleverlag.com

Für ihre unterstützende und informative Arbeit danken wir:
Dr. Wieland Debusmann – www.Strophantus.de
Wolfgang Spieß – www.Vitaljournal.de
und Heiner Studt für das Lektorieren – www.heiner-studt.de
sowie allen, die sich unermüdlich für Strophanthin und viele andere segensreiche Heilmittel aus der Natur einsetzen.

1. Auflage, Februar 2013
7. Auflage: September 2020
8. Auflage: November 2021
9. Auflage: Oktober 2022
10. Auflage: Juni 2024

ISBN: 978-90-8879-015-7

Layout: Leo Koehof

Autoren: Hans Kaegelmann/Dr. med. dent. Wieland Debusmann

Inhaltsverzeichnis

Teil 1

Teil 2

Anhang

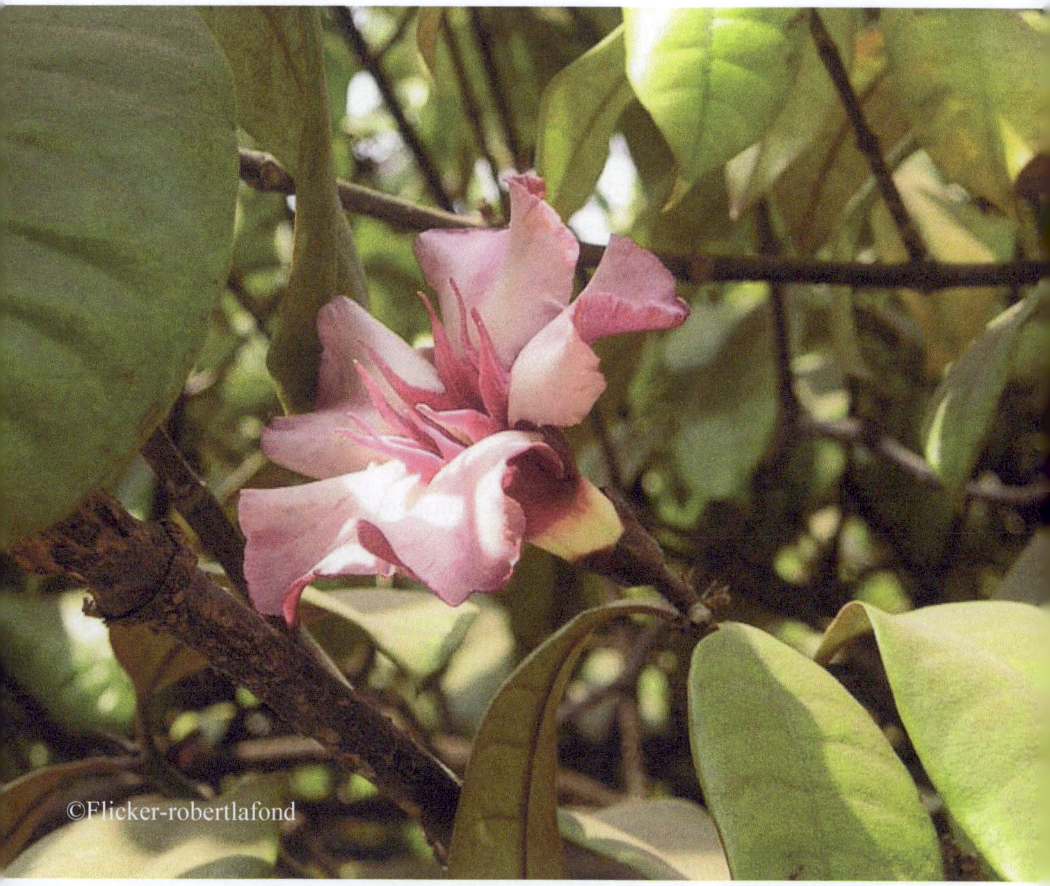
©Flicker-robertlafond

Vorwort

„Wer zur Quelle will, muss gegen den Strom schwimmen."

Hermann Hesse

Das hier folgende Buch über Strophanthin bekam ich erstmals als Broschüre zu Gesicht. Eine Broschüre, die vor 20 Jahren durch den 1917 geborenen Arzt Hans Kaegelmann erstellt wurde, aber auch heute noch als brandaktuell bezeichnet werden darf. Nicht nur wegen des Themas Strophanthin, sondern eben auch, weil Herr Kaegelmann in dieser Schrift auf die nicht nachlassenden Manipulationen einer in Verruf stehenden Pharmaindustrie hinweist.

Wäre es nach Hippokrates nicht die erste Aufgabe eines jeden Arztes, im Sinne des Kranken zu arbeiten?

Ich gebe zu, dass es in der heutigen Zeit gerade für Ärzte vielen Mutes bedarf, um sich von alten Dogmen und Systemen zu trennen. So war es für mich eine große Ehre und ein glücklicher Zufall, den Charismatiker und aufgeschlossenen Arzt und Interdis-Präsidenten Hans Kaegelmann, der sich auch mit 94 Jahren guter Gesundheit erfreut, kennenzulernen.

Das große Glück wollte, dass ich bei weiteren Recherchen über Strophanthin ebenfalls Dr. Wieland Debusmann, der vor etlichen Jahren selber als ehemaliger „Herzinfarktler“ mit Strophanthin in Berührung kam, kennenlernen konnte.

Dr. Debusmann schreibt: „Nachdem Strophanthin mir wieder ein lebenswürdiges Leben zurück gegeben hat, fühle ich mich verpflichtet und sehe ich es als meine Lebensaufgabe, die Botschaft von Strophanthin unter den notleidenden Menschen zu verbreiten“.

Durch die wunderbare Hilfe von Herrn Dr. Debusmann konnte somit die Kaegelmann-Broschüre um einen Teil 2 dieses Buches, jetzt mit aktuellen Informationen, Erfahrungsberichten und einer Liste von Ärzten und Bezugsquellen von Strophanthin, erweitert werden.

Was die Ärzte Kaegelmann und Dr. Debusmann in diesem Buch aufzeigen, wurde und wird heute noch immer durch zahlreiche Ärzte und tausende von Patienten bestätigt.

Mein herzlicher Dank geht an Herrn Kaegelmann sowie an Dr. Debusmann, die mir bei der Herausgabe dieses Buches korrigierend zur Seite gestanden haben und mir mit der Herausgabe dieses Buches die Möglichkeit geben, den Menschen durch Aufklärung zu helfen.

Leo Koehof

Einleitung

Die unsägliche Strophanthin-Geschichte

Das beste Mittel gegen Herzinfarkt erst verteufelt, jetzt wieder entdeckt.

In welche Sackgassen der Dogmatismus der orthodoxen Medizin führen und welch große gesundheitliche Schäden er anrichten kann, wird am Beispiel Strophanthin besonders deutlich. Jahrzehntelang galten Strophanthin-Kapseln als Erste Hilfe-Mittel bei Herzinfarkt. Da jedoch das natürlich vorkommende Strophanthin patentrechtlich nicht schützbar und damit auch nicht monopo-lisierbar war, erfand die Pharma-Industrie unter anderem die Beta-Blocker, deren Wirkung höchst umstritten und deren Nebenwirkungen zum Teil katastrophal sind. Strophanthin wurde mit Hilfe höchst dubioser Studien als „gefährlich" eingestuft und verschwand vom Markt. Jetzt stellt sich heraus, dass Strophanthin sogar als menschliches Hormon vorkommt. Die unsägliche Strophanthin-Geschichte zeichnet der erfahrene Internist und Interdis-Präsident Hans Kaegelmann hier auf.

Teil 1

1

Kurzbericht über Strophanthin

Strophanthin ist eines der segensreichsten und am häufigsten angezeigten Arzneimittel. Es wird, wie alle anderen Arzneimittel auch, zumeist peroral verwendet. Strophanthin wirkt herzspezifisch: Es stützt die Herzfunktion in ihren verschiedenen Qualitäten optimal und wird in dieser präventiv und therapeutisch positiven Wirkung von keiner erprobten Arznei erreicht. Dieser Fakt ist im Rahmen des erkenntnistheoretisch Möglichen einwandfrei und unwiderlegbar gesichert. Die Beweise sind in einer Reihe wissenschaftlicher Arbeiten zusammengetragen. Jeder Herzpatienten behandelnde Arzt kann auf einfache Weise die segensreiche Wirkung des Strophanthins überprüfen und bestätigen, wie dies viele Ärzte getan haben, die sich zur Erprobung von Strophanthin bereitfanden. Durch eine Reihe ungewöhnlicher, kurioser und Wissenschaftlern unwürdiger Entwicklungen wird heute die Wirkung eines der segensreichsten und wichtigsten Arzneimittel nicht nur angezweifelt, sondern hartnäckig abgestritten, ja, darüber hinaus die völlige Unbrauchbarkeit peroralen Strophanthins der Masse der Ärzte, Gesundheitspolitiker, Medien und der Öffentlichkeit suggeriert. Dieser fast beispiellose Vorgang krimineller wissenschaftlicher Desinformation bewirkt weltweit eine der verheerendsten Schädigungen der Volksgesundheit vom Ausmaß eines Weltkriegs - die Pandemie des sogenannten Herzinfarkts und seines Vorstadiums Angina pectoris, beide als Stadien einer Krankheit, der Herznekrose, zusammenfassbar. Mit der präventiven peroralen Medikation von Strophanthin sind fast alle sogenannten Herzinfarkte und Angina-pectoris-Beschwerden vermeidbar.

Die Reichweite der Strophanthinanwendung geht aber noch weit über die Beseitigung einer der schlimmsten Krankheitsgeißeln, der Herzinfarktpandemie, hinaus: Strophanthin ist das Mittel der Wahl für jede krankhafte Herzmuskelstörung von der geringsten bis zur stärksten. So ist auch für die hydropisch dekompensierte Herzinsuffizienz Strophanthin dem Digitalis und anderen Herzmitteln überlegen, am stärksten, aber nicht nur, wenn Strophanthin intravenös gegeben wird. Für andere Indikationen ist die perorale Verabreichung überlegen, bei akuten Notlagen in ihrer perlingualen Form. Die schweren Herzerkrankungen, für die Strophanthin optimal kompensierend = Krankheitssymptome ausgleichend wirkt, bilden insgesamt aber nur die Minderheit der nützlichen Strophanthinanwendungen. Ihre Hauptmasse bilden die vielen, größerenteils unerkannt und ungewürdigt bleibenden krankhaften Herzmuskelstörungen, die durch myokardiotrope Infekte, Intoxikationen, Ernährungs- und Stoffwechselstörungen entstehen. Durch die bisher übliche Herz-Funktions-Diagnostik, einschließlich Elektrokardiogramm, werden sie nur ungenügend und zu einem erheblichen Teil gar nicht erfasst. Aus ihnen entstehen verschlimmernd die genannten schweren Herzkrankheiten. Wird die präventive und therapeutische Behandlung auf die noch mäßigen Myokardschäden vorverlegt, kann die Entwicklung zu den schweren Myokardkrankheiten zum großen Teil aufgehalten bis verhindert werden. Die gezielteste Strophanthin-anwendung erfolgt, wenn die vielen myokardiotropen Infekte auch mit Peroral-Strophanthin behandelt werden, da so die Myokardstörung zur Zeit ihrer Entstehung therapiert wird. Da myokardiotrope Infekte von nicht myokardiotropen kaum oder selten differentialdiagnostisch unterschieden werden können, wird Strophanthin für die Masse der Infekte in entsprechendem Umfang verwendbar. Diese breite Indikation bedarf noch genauerer Erforschung.

Strophanthin lässt sich für entsprechende Indikationen erfolgreich in Kombination mit anderen Arzneien anwenden, so mit Nitro-Mitteln, Pentoxifyllin, Digitalis, Magnesium- und Kaliumsalzen und anderen. Für einen kleinen Teil der sogenannten Herzinfarktpatienten reicht Strophanthin nicht ganz aus. Für sie sind zusätzlich Nitromittel erforderlich. Die Kombination mit Digitalis bewährt sich für Tachykardiephasen. Da Strophanthin spezifisch auf das Myokard wirkt, reicht es für durch Herzklappenfehler entstandene Herzinsuffizienzen, für die meist eine chirurgische Indikation gilt, nicht aus.

Die herrschende Lehre, dass sogenannte Herzinfarkte durch Koronarthromben entstehen, ist eine seit über 200 Jahren bestehende, wissenschaftlich längst widerlegte, aber offiziell leider immer noch nicht korrigierte Irrlehre. Koronarthromben sind nicht Krankheitsursache, sondern Krankheitsfolge. Sogenannte Herzinfarkte sind keine Infarkte, sondern durch Übersäuerung zustande gekommene Herznekrote. Sie führen zu Blutzufuhrstopps mit Stasen in den Koronarien, in denen die Stase sekundär Thromben entwickelt. Entsäuernde Maßnahmen, einschließlich Ernährung, wirken daher auch therapeutisch und präventiv.

Obwohl Strophanthin das beste, souverän überlegene Herzmittel ist, wirkt es nicht nur positiv auf das Herz, sondern auch auf andere Organe, besonders auf das Gehirn. Anscheinend ist auch im Gehirn die Strophanthinwirkung entsäuernd. Da die häufigsten Gehirnkrankheiten und die meisten Formen von Schlaganfällen durch Gehirn-Übersäuerung zustande kommen, kann auch dafür Strophanthin bessernd wirken, oft in der Verbindung mit basischen Salzen.

Strophanthin wird zur Anwendung als Fremdsubstanz aus Pflanzen gewonnen, ist aber tatsächlich eine körpereigene Substanz, ähnlich dem chemisch verwandten Kortison. Der Physiologe Rein wies 1930 an Tieren nach, dass Strophanthin von ihnen in der Nebenniere gebildet und in der Milz in größerer Menge zur Weiterverwendung gelagert wird. Wenn solchen Tieren die Milz entfernt wird, erleiden sie Herzschwäche. 1991 wiesen amerikanische Forscher Strophanthin auch in der menschlichen Nebenniere nach, in kleineren Mengen und ohne Anreicherung auch in der Milz.

Strophanthin ist der Hauptwirkstoff des Samens der Schlingsträucher Strophanthus, die in Afrika und auf den malaysischen Inseln vorkommen. Es gibt mehrere Strophanthusarten. Aus Strophanthus gratus wird das g-Strophanthin, aus Strophanthus kombe das k-Strophanthin gewonnen. Beide werden zur intravenöscn Injektion verwendet, zur Einnahme meist nur das g-Strophanthin. Strophanthin gehört zur Stoffgruppe der Sterine, einer Hauptgruppe der sogenannten Lipoide = fettähnliche Stoffe. Zu den Sterinen und den ihnen chemisch verwandten als Steroide bezeichneten Stoffen gehören auch Cholesterin, Gallensäuren, Sexualhormone, Kortison, Vitamin-D und das auch als Herzmittel gebrauchte Digitalis.

Die Einschätzung des Strophanthins hat kurioserweise eine einmalige Zickzackentwicklung erfahren, wie sie noch keinem anderen Medikament zuteilwurde - von enthusiastischer Lobpreisung und häufigster Anwendung bis zu völliger Verdammung der Einnahme von Strophanthin. Um diese außergewöhnliche, aber wissenschaftlich unwürdige Fehlentwicklung wenigstens einigermaßen zu verstehen, wird ein kurzer historischer Abriss der Strophanthinverwendung angefügt, zuerst in Beleuchtung der die Entwicklung beinflussenden Hauptprobleme, dann in historischer Reihenfolge der wesentlichsten Entwicklungen.

2

Geschichte des Strophanthins in Forschung, Therapie, Prävention

Von 1865 an wurde Strophanthin gut vier Jahrzehnte lang als Tinctura strophanthi zur Einnahme mit gutem Erfolg häufig verwendet. Anfang des 20. Jahrhunderts wurde die intravenöse Anwendung des Strophanthins für bestimmte eingeschränkte Krankheitsbereiche erfunden. Darüber wurde die einfache Einnahme von Strophanthin überwiegend vergessen. Dies wurde dadurch begünstigt, dass ungenügend dosierte Präparate mit ungenügender peroraler Wirkung auf den Markt gebracht wurden. Die intravenöse Strophanthinanwendung in überhöhter Dosis führte in den USA zu Todesfällen, woraus dort die falsche Folgerung gezogen wurde, Strophanthin generell zu verdammen. In der Anwendung bis ¼ mg vollführte dagegen das intravenös verabfolgte Strophanthin in Deutschland einen Siegeszug, so dass intravenös mehr Strophanthin als alle anderen Arzneien zusammen gespritzt wurde.

Nach dem Zweiten Weltkrieg wurde kurioser- und unwürdigerweise Strophanthin zum Politikum. Was in Deutschland im Gegensatz zu den USA entwickelt wurde, galt generell als falsch, unabhängig von der tatsächlichen Wahrheit. Wenn dem amerikanischen Vorbild gefolgt wurde, ließ sich nun besser Karriere machen. So verdammten auch die diesbezüglich führenden deutschen Internisten Strophanthin zugunsten von Digitalis, obwohl dies ersterem in der Wirkung unterlegen ist. Inzwischen fiel auch Digitalis - zum großen Teil, aber nicht völlig zu Recht - in Ungnade. In der Behandlung wurden an die Stelle der sogenannten Herzglykoside wie Digitalis und Strophanthin die sogenannten

ACE-Hemmer gesetzt, die jedoch wegen schwerwiegender schädigender Nebenwirkungen weniger geeignet sind.

Zusätzlich zur Strophanthin-Ächtung kam es zu einer unwissenschaftlichen, verhängnisvollen Verquickung von pathogenetischer und therapeutischer Kontroverse, einer Auseinandersetzung sowohl über Krankheitsentstehung als auch über ihre Behandlung. In Berichtigung der antiquierten, über 200 Jahre alten Meinung, Herzinfarkte und Angina pectoris entstünden als Folgen von Koronarthromben (Blutgerinnung) in den Herzkranzgefäßen, die das Herz mit Nahrung versorgen, wiesen Pathologen, insbesondere Baroldi, nach, dass diese Krankheiten solche des Herzmuskels sind, denen Koronarthromben erst nachfolgen. Die Verfechter der neuen pathogenetischen Theorie waren großenteils auch Strophanthinverfechter. Da die etabliert herrschende Gegenseite sich auf das alte Koronarmodell festgelegt hatte und ihren Irrtum nicht eingestehen wollte, um nicht „das Gesicht zu verlieren“, legte sie sich als „Konsequenz“ auch auf die Ablehnung von Strophanthin fest, ungeachtet dessen, dass dies ein kurioses und unwissenschaftliches Verfahren ist, das dem gesunden Menschenverstand widerspricht und jedem Menschen ein Kopfschütteln entlocken würde, wenn er erkennen könnte, was hier vorgeht. Diese Koppelung von Pathogenese, Therapie und Prävention wirkte verhängnisvoll. Um die zutreffende Pathogenese zu entschlüsseln, bedarf es erheblicher diffiziler Untersuchungen mit richtiger Abwägung einander entgegenstehender Argumente. Ganz anders ist die Beurteilung der therapeutischen und präventiven Wirkung des Strophanthins: Sie ist für jedermann auf die allereinfachste Weise mit eindeutigem Ergebnis, an dem sachlich unmöglich gerüttelt werden kann, feststellbar. Strophanthin wirkt entscheidend und unübertroffen positiv, egal welches pathogenetische Modell zutrifft, also unabhängig von allen theoretischen pathogenetischen Streitereien. Mögen die, welche dies wollen, solche Streitereien so lange pflegen, wie ihnen beliebt, aber sie dürfen unmöglich abstreiten, dass Strophanthin die positive Wirkung hat, die es nun einmal entfaltet.

Dessen ungeachtet wurde selbst dieser Irrsinn versucht und mit wissenschaftlicher Autorität sanktioniert. Professor Greef wies nach, dass Strophanthin gar nicht von Zunge oder Darm ins Blut aufgenommen werde - allerdings hatte er einen so kurzen Zeitraum der Blutentnahme gewählt, dass der Übertritt noch nicht vollzogen war. Professor von Ardenne wies dagegen nach, dass wenig später dieser Übertritt erfolgt, und zwar zu mindestens 70 %. Professor Erdmann "wies" an Patienten "nach", dass auch an ihnen keine Wirkung des peroral verabreichten Strophanthins eingetreten war. Auch er beschränkte sich auf einen Zeitpunkt fünf Minuten nach Einnahme, an dem die Wirkung noch nicht eingetreten war. Weitere fünf Minuten später tritt die Wirkung ein, wie jeder Arzt und jeder Patient weiß, der mit peroralem Strophanthin gearbeitet hat. So kann mit sogenannter Wissenschaft gelogen und mit wissenschaftlicher Autorität die Lüge fast überall glaubhaft gemacht werden. Autoritätshörigkeit und Wissenschaftsgläubigkeit korrumpieren die menschliche Gesellschaft und ruinieren die Volksgesundheit.

Die medizinische Wirkung des Strophanthins wurde 1859 in einem zufälligen Urdoppelblindversuch durch den botanisierenden Konsul Dr. Kirk im Sambesigebiet entdeckt. In seinem Reisebeutel hatte er Samen der Liane Strophantus gratus gesammelt, aus denen die Eingeborenen ein Pfeilgift herstellen. Als er sich mit seiner gleichfalls im Beutel befindlichen Zahnbürste die Zähne putzte, verschwanden plötzlich seine bis dahin beklemmend stechenden Schmerzen in der Herzgegend. Kirk brachte daher Strophanthussamen zur pharmakologischen Untersuchung nach England. Die eingehende klinische Erprobung führte der Edinburgher Arzt Thomas Fraser ab 1862 durch. Ab 1865 wurde Strophanthin in zunehmend großem Umfang verwendet. Im ausgehenden 19. und angehenden 20. Jahrhundert gehörte peroral angewendetes Strophanthin zu den am häufigsten angewendeten Medikamenten.

1893 wurde Strophanthin als Tct. Strophanthi, dem alkoholischen Auszug des Strophanthussamens, in das Deutsche Arzneibuch DAB offiziell aufgenommen. Der Wiener Universitätskliniker Brestowski erklärte Strophanthin Digitalis überlegen. Ähnlich äußerten sich im ersten Jahrzehnt des 20. Jahrhunderts die führenden deutschen Herzkliniker, so Liebermeister, von Krehl, Jürgensen, Strümpell, Romberg u.a. 1907 rühmte von Krehl die Überlegenheit der Strophanthintinktur, wenn über längere Zeit eine medikamentöse Behandlung erforderlich sei, während Digitalis unter allen Umständen schon nach wenigen Tagen ausgesetzt werden müsse.

1902 wandte der Essener Praktiker Mendel als erster Strophanthin auch intravenös an, was von dem Praktiker Albert Fränkel 1905 übernommen, ausgebaut und 1906 in Krehls Klinik erfolgreich vorgeführt wurde. Die Einführung der intravenösen Applikationsform diente nicht dem Ersatz der peroralen Anwendung, sondern nur der Möglichkeit, größere Mengen wirksamer Substanz an das Herz heranzubringen. Diese Möglichkeiten waren für die Tct. Strophanthi und ähnliche perorale Darreichungsformen durch die schleimhautreizende Wirkung des Strophanthins eingeschränkt. Während Strophanthin außer dieser Nebenwirkung peroral keine schädigende Wirkung hat, ist die therapeutische Breite des intravenös applizierten Strophanthins sehr schmal: von etwa 1/10 – 1/2 mg. Da mit 1 mg in den USA Todesfälle verzeichnet wurden, setzte sich dort Strophanthin nicht durch, während es in Deutschland allmählich zu dem weitaus am häufigsten intravenös verabreichten Medikament wurde.

Während die intravenöse Strophanthintherapie in Deutschland einen Siegeszug antrat, geriet kurioserweise die weit wichtigere perorale Therapie nicht nur in Vergessenheit, sondern sogar in Verruf, was in der offiziellen schulmedizinischen Irrlehre gipfelte, sie sei unwirksam, da Strophanthin vom Darm nicht resorbiert werde. Rückwirkend wird schwer verständlich, wie in kurzer Zeit ein derart gravierender Verlust längst wissenschaftlich bekannter und geläufiger Tatsachen möglich werden konnte. Eine derartige Kuriosität wirft auf den in der medizinischen Wissenschaft herrschenden Verstand und auf die in ihr gebräuchliche Verantwortung ein sehr ungünstiges Licht.

1928 brachte Ernst Edens, erst Sanatoriumsarzt, dann Düsseldorfer Universitätskliniker, damals renommiertester deutscher Herzspezialist, die intravenöse Strophanthintherapie zur durchgängigen Anwendung in Deutschland. Aschbrenner bezeichnete Edens Strophanthinbehandlung als „Großtat der inneren Medizin, vergleichbar der Insulinentdeckung“. 1941 gab Edens in seiner „Digitalisfibel“ zehn Indikationen an, in denen nur Strophanthin, nicht aber Digitalis in Frage käme, und nur eine Indikation, in der Digitalis als Ersatz für das überlegenere Strophanthin vorzuziehen sei. In der 3. Auflage erklärte Edens 1943, dass "... *die Zeit kommen werde, in der man die Unterlassung der rechtzeitigen Strophanthinbehandlung als Kunstfehler verurteilen werde.*" Während viele Strophanthin nur für hydropisch dekompensierte Herzinsuffizienz einsetzten, betonte Edens besonders seine Wirkung auf Angina pectoris und zur Vorbeugung von Herzinfarkt.

Nach dem Ende des Zweiten Weltkriegs wurde 1945 die Schuld der deutschen politischen Führung auch auf damit überhaupt nicht Zusammenhängendes, aber in Deutschland Entwickeltes übertragen, was zum Verhängnis für viele Millionen Angina-pectoris- und Herzinfarktpatienten wurde. Unter amerikanischem Einfluss wurde in menschlich-allzumenschlicher Weise die Kenntnis der Strophanthinwirkung zurückgedrängt. Dogmen wurden offiziell inthronisiert, die jeder Wissenschaft spotten.

Die starke Zunahme des sogenannten Herzinfarkts seit 1930 drängte auf bessere Behandlung und Prävention. In der offiziellen Medizin gab es dafür keinen Ansatz und kein Konzept.

Seit 1947 führte der Stuttgarter praktizierende Internist Berthold Kern die für den Herzinfarkt optimale Therapie und Prävention ein, mit der inzwischen viele, aber immer noch viel zu wenige Ärzte erfolgreich arbeiten. Auf seine Empfehlung hin gab die Firma Boehringer Mannheim eine kleine dreieckige, perlingual verabreichbare Tablette namens Strophoral aus, mit der die früheren Einnahmeschwierigkeiten größtenteils beseitigt wurden und der die andere Präparate schwer beeinträchtigende Unterdosierung nicht mehr anhaftete. Unter dem Druck des zur Herrschaft gebrachten medizinischen Dogmas, Strophanthin wirke nicht peroral, gab Boehringer die Produktion von Strophoral aber wieder auf. Weiter verbessert wurde die perorale Strophanthintherapie durch die Firma Herbert, Wiesbaden, durch ihr Strodival, welches Strophanthin der Kerne des Strophanthus gratus in leicht auflöslichen Weichteilgelatinekapseln enthält. Die früheren Schleimhautreizwirkungen wurden damit weitgehend ausgeschaltet. Zur perlingualen Therapie werden die Kapseln zerbissen, zur über den Darm wirkenden peroralen Therapie werden sie geschluckt. Strodival wurde in drei Formen vertrieben, zwei perlingualen zur Therapie, einer peroralen zur Prävention; Strodival mit 3 mg g-Strophanthin; Strodival spezial mit 6 mg für stärkste Attacken. Strodival mr ist magenresistent, da dessen geschluckte Kapsel erst im Darm aufgelöst wird, so dass auf diese Weise verabreichtes Strophanthin verzögert wirkt, aber stets verfügbar und wirksam gehalten werden kann. (Seit 2011 gab es nur noch das Strodival mr, das aber auch als Beißkapsel angewendet werden konnte. Seit 1. Oktober 2012 aber wird Strodival gar nicht mehr hergestellt - eventuell erst nach erneuter Zulassung. Anm. Red.)

Perlingual aufgenommenes Strophanthin wirkt in 10 bis15 Minuten, so dass der Arzt seine Diagnose und Therapie sofort im Hausbesuch schlüssig überprüfen und bestätigen kann. Diese optimale Therapie und Prävention wurde ungezählt oft angewendet, überprüft und als richtig bestätigt.

1981 berichtete der Bergwerkarzt Johannes Grabka über das Ergebnis der Schnelltherapie stenokardischer Herzanfälle (d.h. Angina pectoris. Anm. Red.) mit perlingualem Strophanthin durch ausgebildete Helfer in der Schachtanlage Westerholt-Polsum in Gelsenkirchen. Davor traten 1972 bis 1974 unter 229 Herzanfällen elf Todesfälle auf, von 1975 bis 1980 mit Strophanthin-Schnelltherapie unter 280 Herzanfällen keine Todesfälle!

Daraus und aus den vielen gleichartigen Beobachtungen ist zu folgern, dass in jeder Arzt-, Sanitäts-, Werks-, Rot-Kreuz-, Haus-, Reiseapotheke perlinguales Strophanthin sofort greifbar genauso vorhanden sein soll wie etwa Sepso-Tinktur für Hautverletzungen.

1970 legte Kern unter Mitarbeit eines Statistikers eine Statistik aus der eigenen Praxis über 15.000 mit Strophanthin behandelte Fälle vor, von denen keiner einen Herzinfarkt erlitt. (Genaueres bei www strophantus.de, Menüpunkt ärztliche Empfehlung, dort Statistik Dr. Kern).

Die Herausforderung der Vertreter der Koronartheorie versetzte diese in Torschlusspanik. Im Bewusstsein ihrer noch bestehenden Macht setzten sie zu einer verzweifelten Strafaktion nach dem Schema mittelalterlicher Inquisition an. Kern und Vertreter der inzwischen gegründeten Gesellschaft für lnfarktbekämpfung wurden zu einem wissenschaftlichen Disput am 19.11.1971 ins Heidelberger Höhenrestaurant Molkenkur eingeladen. Die Eingeladenen folgten im Glauben, dass endlich die ersehnte fruchtbare wissenschaftliche Auseinandersetzung und

Beratung mit dem Austausch von Argumenten und Beobachtungen erfolgen werde.

Der Vorsitz, der für beide Seiten geteilt vorgesehen war, wurde überraschend nur von der einladenden Seite wahrgenommen. Sie bestimmte, wer reden durfte. Renommierte Wissenschaftler, die sich für Kern und seine Sache einsetzen wollten, durften es nicht. Kerns Statistik ohne Reinfarkte wurde vom Tisch gefegt, da sie nur retro-, nicht prospektiv sei. Das gesamte von Kern und vielen anderen vertretene pathogenetische und therapeutische Konzept wurde mittels Autorität als ein für alle Mal als falsch erklärt und gilt seitdem als abgestempelt, erledigt und als zur Diskussion unerlaubt.

Nach diesem Verdikt durch Autorität statt Wissenschaft sahen sich die mit der oralen Strophanthintherapie vertrauten Ärzte gezwungen, unter hohem eigenen Risiko (da gegen Richtlinien verstoßend, Anm. Red.) Herzinfarktpatienten zu Hause zu behandeln, um sie vor der Krankenhausbehandlung ohne Strophanthin zu bewahren! So gediehen die mit Strophanthin behandelten Fälle des Berichterstatters (H. Kaegelmann – Verf.) sehr gut, während diejenigen Patienten, die der vom nächsten Klinikchef verordneten Therapie folgten, in kurzer Zeit starben!

Manfred von Ardenne wies experimentell nach, das Strophanthin perlingual zu mindestens 70 % resorbiert wird und veröffentlichte die Ergebnisse seiner Experimentalarbeiten 1972 bis 1976.

1983 berichtete die Strodivalfirma Herbert über 3.645 schriftliche Äußerungen praktizierender Ärzte über ihre Erfahrungen mit dem g-Strophanthin enthaltenden Strodival: 3.552 Stellungnahmen = fast 98 % waren eindeutig positiv, 93 = etwas über 2 % eingeschränkt positiv, 0 % negativ. (Originaldokumentation bei www.strophatus.de, Menüpunkt Literatur, dort Nr. 4)

Seit 1983 wurden eine Reihe wissenschaftlicher Arbeiten veröffentlicht, in denen die positive Wirkung von peroralem Strophanthin statistisch signifikant nachgewiesen wird, so von G.G. Beltz, B. Schneider, R.E. Dohrmann, H. Salz, K. Kämmerer, W. Strobel u.a..

1988 gab R. Ellinger eine gedrängte Übersicht über g-Strophanthin peroral, in der die wesentlichen Ergebnisse zusammengefasst wurden. Darin ist auch der Hinweis enthalten, dass Strophanthin bei akutem Herzinfarkt nur innerhalb von zehn Minuten wirken kann, da danach die Mikrozirkulationsstörung mit Übergang in die Myokardnekrose irreversibel ist.

1992 veröffentlichte der Chemiker der Farbwerke Hoechst Walter Dürsch als wissenschaftlich versierter betroffener Patient unter dem Titel *„Sind die meisten Infarkte vermeidbar?"* eine riesige, 867-seitige, zweibändige Buchdokumentation, in der die Kontroverse in allen wesentlichen und auch subtileren Einzelheiten des Für und Wider sowie eine brauchbare Anweisung zu ihrer Überwindung dargestellt sind. Sie enthält auch Vorschläge zur Annäherung der gegensätzlichen Standpunkte, mit denen den dogmatischen Kontrahenten, die den Verlust ihres Gesichts riskieren, goldene Brücken gebaut wurden. Diese wurden sowohl von den zuständigen Wissenschaftlern, der Deutschen Herzstiftung als auch vom Bundesministerium für Gesundheit rigoros abgelehnt.

In vielen umfangreichen Briefen und Telefonaten versuchte Dürsch vergeblich, die Zuständigen auch nur zu einer Unterredung zu bewegen. Jede Diskussion wurde kategorisch abgelehnt.

Diese schlimme Erfahrung über die Zustände in Wissenschaft und Demokratie vermittelte Dürsch die Entdeckung einer bisher als solcher nicht bekannten Krankheitsgruppe: der Dogmosen, die derzeit am stärksten die Volksgesundheit reduzieren. Dogmosen sind durch medizinische Dogmen unterhaltene

Krankheiten. Die Mehrheit der individuellen Krankheiten wird derzeit durch medizinische Dogmen künstlich hochgeschraubt! Krankheiten könnten erheblich reduziert werden, wenn medizinische Dogmen fallen würden. Demgemäß wurde zum dringenden Gebot der Stunde, eine richtige Medizin zu entwickeln, in der nicht schulmedizinische Dogmen mehr als wissenschaftliche Erkenntnisse gelten.

1992 veröffentlichte Dürsch diese folgenschwere historische Entdeckung in dem Buch „Hyperskandal Dogmosen".

3

Meine eigenen Praxiserfahrungen mit peroralem Strophanthin

In meiner internistischen Landpraxis, in dem von mir geleiteten Sanatorium und in meiner späteren kleinen Privatpraxis hatte ich natürlich auch Herzinfarkt- und Angina-pectoris-Kranke zu behandeln. Alle von mir mit peroralem Strophanthin behandelten Patienten gediehen prächtig. Nur eine einzige Patientin erlitt einen leichten Reinfarkt (nochmaligen Herzinfarkt), der sie jedoch noch nicht einmal zu einer ärztlichen Konsultation veranlasst hatte. Sie hatte zwar eines Tages einen heftigen Schmerzanfall gespürt, doch war er rasch vorübergegangen und nicht weiter von ihr beachtet worden. Er wurde erst während der nächsten Konsultation bei mir durch das Elektrokardiogramm aufgedeckt. Dieser verhältnismäßig leichte Infarkt war auch nur dadurch möglich geworden, dass die Patientin viel weniger Strophanthin eingenommen hatte, als ihr von mir verordnet worden war. Nachdem sie daraufhin besser die Vorschrift einhielt, trat kein Reinfarkt mehr auf. Diese Patientin habe ich fast Jahrzehnte behandelt. Sie litt an einem extrem schweren Grad der Angina pectoris, der eine extrem hohe Strophanthin-Dosis erforderlich machte. Mit dieser Dosis wurde die Erkrankung fast völlig kompensiert, die Leiden wurden auf geringe Grade herabgesetzt. Ohne Strophanthin wäre sie wohl mindestens zehn Jahre früher gestorben.

Alle anderen Patienten erlitten während meiner Behandlung keinen Reinfarkt und auch keine wesentlichen Angina-pectoris-Beschwerden, während alle Patienten, die Strophanthin verweigerten, nach kurzer Zeit starben.

Es waren dies drei Herren: Der erste weigerte sich, die von dem Chefinternisten des nächsten Krankenhauses, einem Professor eines sogenannten akademischen Lehrkrankenhauses, eingeleitete Behandlung zu verlassen. Es dauerte nicht lange, bis er in seinem Betrieb ein Telefonat nicht mehr beenden konnte, da er infolge erneuten Herzinfarkts tot umfiel. Diesen Tod hat der verordnende Professor und haben die tonangebenden Professoren, denen dieser Professor wieder folgte, zu verantworten.

Der zweite Patient nahm zwar anfänglich perorales Strophanthin ein, verweigerte das Medikament jedoch bald wegen aufgetretener Magenbeschwerden, die durch Alkoholmissbrauch vorbereitet waren. Es dauerte nicht lange, bis er vor meiner Praxis tot umfiel. Damals gab es noch nicht die für solche Magenpatienten speziell entwickelte Darreichungsform des Medikaments.

Der dritte Patient wanderte zu einem anderen Arzt ab. Es dauerte danach ebenfalls nur kurze Zeit bis zu seinem Tod durch Herzinfarkt. Diesen Tod hat der gleiche Professor zu verantworten. Er hatte diesen Patienten, den er während meines Urlaubs im Krankenhaus behandelte, zum Anlass genommen, um meine Form der Behandlung in seinem Arztbericht schriftlich anzuprangern. Offensichtlich ist dieser Patient auf den Rat dieses Professors abgewandert und musste den falschen „wissenschaftlichen“ Rat mit dem Tod bezahlen.

Der Arzt, zu dem dieser Patient abgewandert war, wurde in der Zeit unmittelbar vor seinem eigenen durch Herzinfarkt erlittenen Tod ebenfalls, jedoch nur formal, mein Patient. Zu wiederholten Malen saß er kümmerlich vor mir, ging jedoch lieber für den Glauben an die Schulmedizin elendiglich in den Tod, als dass er Strophanthin angerührt hätte, obwohl zu seiner Studienzeit dessen Nichtanwendung als ärztlicher Kunstfehler gegolten hatte. Allerdings wurde damals Strophanthin nur als Injektion und gelegentlich als Zäpfchen verwendet.

Eingetretene Herzinfarkte von Patienten, die von mir nicht zuvor wegen Angina pectoris behandelt worden waren, behandelte ich unter Inkaufnahme des damit für mich selbst gegebenen Risikos ambulant zu Haus, also mit Hausbesuchen, um sie vor dem gewichtigeren Risiko für die Patienten durch die schulmedizinisch übliche Krankenhausbehandlung zu bewahren. Da ich mir der prompten Wirkung des peroralen – Strophathins rasch sicher geworden war, konnte ich das Risiko für mich selbst eingehen. Jeder Misserfolg wäre sofort gierig aufgegriffen worden. Der Oberarzt des genannten Professors attackierte mich bereits schriftlich, jedoch mit unzutreffender Angabe. Alle Herzinfarktpatienten, die ich zu Haus behandelte, kamen blendend ohne jeden Zwischenfall durch, und keiner litt später mehr während meiner Behandlungszeit wesentlich an Angina pectoris, außer der einen angegebenen Patientin mit extrem schwerer Angina pectoris, und dies auch nur, weil die Patientin die empfohlene Dosis nicht eingehalten hatte.

Um die eingetretenen Kontroversen für Leser überprüfbar zu machen, füge ich den Schriftwechsel mit den offiziellen Krankenhausvertretern unter Auslassung aller persönlichen Angaben aus Datenschutzgründen an:

21 .4 .1972 - Krankenhausprofessor an Kaegelmann:

Sehr geehrter Herr Kollege Kaegelmann!

Besten Dank für die Überweisung Ihres Patienten, der einen Herzvorderwandinfarkt erlitt. Bei der Entlassung haben wir zur weiteren Therapie Lanicor, Isoptin und Marcumar empfohlen.

Bedauerlicherweise wurde die von uns eingeleitete Therapie von Ihnen im Frühjahr 1971 umgestellt, so dass der Patient jetzt wieder in den Zustand der Dekompensation geraten ist. Das EKG zeigte eine Tachyarrhythmie mit einer mittleren Kammerfrequenz von 113 Schlägen/Min. bei Linkstyp und schwerer Erregungsrückbildungsstörung in den Kammern, die neben der alten Vorderwandinfarktnarbe auf schwere koronare Durchblutungsstörungen hinwiesen.

Therapeutisch empfehle ich Ildaren-Digoxin bzw. Intensein 150-Lanicor 3x1/4 mg bis zur Normalisierung der Herzfrequenz sowie erneute Einleitung der Anticoagulantientherapie mit Marcumar. Ob Sie allerdings als Anhänger der oralen Strophanthinbehandlung und gleichzeitiger Gegner der Anticoagulantientherapie meinen Vorschlag annehmen, möchte ich stark bezweifeln. Ich jedenfalls hätte nicht den „Mut", mit Vorhofflimmern nach überstandenem Herzinfarkt allein wegen der Möglichkeit einer Hirnembolie die Anticoagulateintherapie, die heute bei nahezu allen Kardiologen in der gesamten Welt durchgeführt wird, abzusetzen. Ich selbst bekenne mich in Übereinstimmung mit zahlreichen Kardiologen zur Marcumar-Langzeitbehandlung und sehe eher einen Kunstfehler in einer unzureichenden Digitalisierung.

28.4.1972 - Krankenhausoberarzt an Kaegelmann:

Sehr geehrter Herr Kollege Kaegelmann!

Ich möchte Ihnen mitteillen, dass Ihr Patient … trotz Einnahme von Strophoral einen Herzinfarkt erlitten hat.

Nach seinen Schilderungen ist dieses Ereignis offensichtlich am 29.9.1971 vonstatten gegangen. Eine frühzeitige Digitalisierung und Antikoagulantientherapie wurde leider nicht durchgeführt.
Mit den besten Grüßen Ihr ….

5.5.1972 - Sehr geehrter Herr Professor

Für Ihre freundliche, offenherzige Stellungnahme in Ihrem Bericht über den Herzinfarktpatienten … danke ich Ihnen sehr. Ich habe mich recht darüber gefreut. Vielleicht war meine kleine Leserzuschrift im Praxiskurier, die doch ein bisschen Staub aufwirbelte, nicht ganz opportun. Ich bin kein Freund von unnötigen, jedoch von nötigen Auseinandersetzungen. Da das medizinische Problem des Herzinfarktes derart in der Öffentlichkeit breit getreten wurde, war es wohl nötig, klar Stellung zu beziehen. Leider bleiben in einer kurzen Stellungnahme doch Unklarheiten bestehen. Selbstverständlich verhehle ich nicht, dass mich das erzielte Ergebnis noch nicht befriedigt. (Es geht ihm jetzt relativ gut.) Auch bin ich für jede vernünftige Anregung aufgeschlossen. Entscheidungen aus vorgefassten einseitigen Prinzipien lehne ich für mich ab. Bezüglich des Herzinfarktes kann ich mich des massiven Eindrucks nicht verschließen, dass wesentlich Besseres geschehen kann, als durch die heute noch offizielle Behandlungsweise, die wir als antiquiert und den Patienten nicht mehr zumutbar beurteilen, geschieht.

Es geht natürlich in der zurzeit innerhalb und außerhalb der Ärzteschaft stattfindenden Auseinandersetzung um wesentlich mehr. Das von Ihnen angeschnittene Digitalisproblem ist ein unerfreuliches an Rande. Letztlich geht es aber darum, ob die heute <u>überfällige</u> Synthese der Heilkunde stattfindet oder ob sie durch kurzsichtige Manipulation nicht umfassend und tiefgründig denkender Autoritäten in einer angewandten Wissenschaft, Medizin, im Gegensatz zu den sehr weit fortgeschrittenen Grundlagenwissenschaften vereitelt wird.

Die Synthese der Heilkunde besteht in einer nahtlosen Zusammenfügung des schulmäßig minutiös Erarbeiteten mit dem nach äußerst kritischer Durchleuchtung sich ergebenden Bestand der sog. Außenseitermethoden, deren Bestand einen großen, leider nur den Eingeweihten einigermaßen bekannten Umfang hat. Leider sind wir in Deutschland von dieser Synthese der

Heilkunde noch weit entfernt, ganz im Gegensatz zur Universität Wien, wo davon schon allerhand verwirklicht ist. Wir haben daher besonders profilierte Vertreter aus dieser Wiener Schule eingeladen, zu uns zu sprechen, was am Himmelfahrtstag im Albert-Schweizer-Haus in Bad Godesberg geschehen wird. Dort werden am Beispiel eines der zentralsten medizinischen Probleme wichtige Wege aufgezeigt werden, wie aus der derzeitigen unbefriedigenden Situation heraus gekommen werden kann. Ich würde mich daher sehr freuen, wenn Sie oder auch der eine oder andere Ihrer Herren es ermöglichen könnten, an dieser wichtigen medizinischen Veranstaltung teilzunehmen. Zumindest sind Sie und Ihre Herren herzlich dazu eingeladen. Die Einladungen sind übermittelt worden.

Gern stehe ich Ihnen auch zu einem unmittelbaren Gespräch zu der anstehenden Problematik zur Verfügung, zumal schriftliche Äußerungen immer unzureichend und missverständlich bleiben, vielleicht finde ich aber nach unserer Tagung Zeit, auch schriftlich präzise zu angeschnittenen Spezialproblemen Stellung zu nehmen.

Um etwas unsere Stellung klarer erscheinen zu lassen, erlaube ich mir, eine Durchschrift beizufügen.

Der Herr … war inzwischen so freundlich, mir mitzuteilen, dass ein Herr … nach oraler Strophanthinbehandlung einen Herzinfarkt erlitten hätte. Mir ist nicht errinerlich, dass Herr … während meiner Behandlungszeit einen Herzinfarkt erlitten hätte. Soweit mir bekannt, ist der Patient anderweitig in Behandlung. Aber solche Probleme ließen sich natürlich erörtern.

Zunächst möchte ich Ihnen sehr dafür danken, dass Sie mich für würdig erachten, mir Ihre Stellungnahme klar und unvermittelt zukommen zu lassen.

Mit kollegialer Hochachtung
H. Kaegelmann.

Meine Angebote zur Diskussion mit Vertretern der Wiener Universität und mir wurden nicht angenommen. Es erfolgte keinerlei Reaktion. Leider - muss man sagen - wie zu erwarten war, da, wie die Erfahrung lehrt, wissenschaftliche Ignoranz oft mit Arroganz gepaart ist.

Dass die nach der Verordnung des Professors Behandelten so überaus schnell starben, hat seinen doppelten Grund: Es wurde nicht nur die segensreiche Behandlung mit Strophanthin nicht, dafür aber die schädigende mit Digitalis durchgeführt.

Die Nichtbehandlung von Herzinfarktpatienten mit Digitalis bezeichnete der Professor damals als einen Kunstfehler. Inzwischen ist er auch schon von der offiziellen Schulmedizin widerlegt. Der führende Verfechter der schulmedizinischen Irrlehren, dass Strophanthin für die Behandlung von Herzinfarkt- und Angina-pectoris-Patienten nicht nützlich sei, Prof. Dr. Gotthart Schettler, hat wenigstens erkannt, dass die Meinung, Digitalis nütze dafür, falsch ist. Und weil sogar Infarkte durch Digitalis entstehen, hat er von Digitalisinfarkten gesprochen. Solche Digitalisinfarkte sind anscheinend auch bei meinen ehemaligen Patienten erfolgt, die durch Strophanthin hätten gerettet werden können.

Tatsächlich ist es ein ärztlicher Kunstfehler, solche Patienten erstens mit Digitalis, zweitens nicht mit Strophanthin zu behandeln. Den zweiten Kunstfehler zu begehen, ist immer noch Gebot der medizinischen Lehrmeinung!

Diesem Kunstfehler fiel noch ein zweiter Arzt in unserem Bereich zum Opfer. Er trat mit verbalen Attacken gegen die Strophanthinbehandlung besonders hervor. Nicht lange nach seiner altersgemäßen Praxisaufgabe starb er an Herzinfarkt während einer Urlaubsvertretung in einer anderen Praxis.

Einen älteren Patienten, der vor längerer Zeit einen Herzinfarkt erlitten hatte, dessen Zeichen noch im Elektrokardiogramm nachweisbar waren, übernahm ich als bereits mit Strophanthin behandelten Patienten. Er war von Professor Bickenbach, einem älteren Internisten aus der früheren Strophanthin-Ära, auf ein flüssiges Strophanthinpräparat eingestellt worden, das ich ihm weiter verordnete. In vier Jahrzehnten erlitt er keinen Reinfarkt, blieb bis ins hohe Alter sehr rüstig und ist sehr alt gestorben.

Einem auswärtigen Bekannten, Chemiker der Farbwerke Hoechst, jetzt im Ruhestand, Wissenschaftler, Buchautor, Herzinfarktpatienten, Dr. Walter Dürsch, empfahl ich lange vergeblich die Umstellung auf Strophanthin. Ärztliche „Beratung" bestimmte auch ihn, nicht vom medizinischen Dogma zu weichen. Als er nach zwei völlig vergeblichen Bypassoperationen dem Tod ins Auge sehen musste, versuchte er es mit Strophanthin und erlebte rasch die so lang unter schulmedizinicher Regie vergeblich ersehnte Besserung. Dieses Erlebnis machte ihn vom Saulus zum Paulus und zum bisher energischsten Propagandisten der Strophanthinbehandlung. Als Nichtarzt arbeitete er sich mit erstaunlichem Erfolg in die vielen diffizilen Einzelheiten der Problematik ein und veröffentlichte das bisher umfangreichste wissenschaftliche Werk, in dem er das Pro und Contra der Argumentationen restlos und vorbildlich wissenschaftlich und doch in für Laien allgemeinverständlicher Form darstellte: *Sind die meisten Infarkte verhütbar*? Zwei Bände mit 867 Seiten, im gleichen Verlag wie die vorliegende Schrift erschienen. Dieses Buch enthält alles wesentlich Wissenswerte in größter Ausführlichkeit und Gediegenheit. Insbesondere geht aus seinen Ausführungen klar hervor, dass Strophanthin das unentbehrliche Mittel der Wahl zur Vorbeugung und Behandlung von Angina pectoris und Herzinfarkt ist. (Anmerkung Red.: Diese zwei Bände sind nicht mehr erhältlich, dafür aber das ausgezeichnet recherchierte Buch von J.-R. Petry „Die Lösung des Herzinfarktproblems durch Strophanthin", 2007).

Nachdem ich als praktizierender Kassenarzt in den Ruhestand trat, habe ich keine Herzinfarkt- und Angina-pectoris-Patienten mehr zu behandeln, habe aber die Aufklärung über die Behandlung mit Strophanthin so unterstützt, dass ich fortlaufend kostenlose Beratungen betreffend Strophanthin, meist telefonisch, machen kann.

4

Meine Begegnungen im Pro und Contra um Strophanthin

In meiner Ausbildung zum Arzt und Internisten wurde mich die Überlegenheit von Strophanthin über Digitalis und andere Herzmittel gelehrt. Besonders Professor Siebeck war ein eifriger Verfechter des Strophanthins. Allerdings wurde damals Strophanthin fast nur intravenös, nie peroral durch Einnahme verabfolgt. So wurde Strophanthin auch nach dem Zweiten Weltkrieg in meiner Heimat, dem sowjetisch beherrschten Ost-Berlin, angewendet. Das Ungenügen intravenöser Strophanthinanwendung für Herzinfarktpatienten erlebte ich eindringlich im Krankenhaus an einem Patienten, der uns um Hilfe anflehte, dem wir jedoch nicht helfen konnten und der deswegen elend starb. Im Ruhrgebiet erlebte ich später einen Krankenhausinternisten, der fast allen männlichen Patienten zwei Mal in der Woche eine Strophanthinspritze verpasste, wie er sich ausdrückte: als Roborans (unspezifisches Stärkungsmittel). Er lag damit auch ganz richtig, da die Herzen oft, insbesondere durch Infekte, mehr oder weniger geschädigt werden und Strophanthin solche Schäden ausgleicht, wie bereits eingangs dieser Schrift vermerkt.

Wieder später erfuhr ich endlich von der peroralen und perlingualen Anwendung von Strophanthin und erkannte rasch in Berthold Kern den überragenden Wissenschaftler und Praktiker dieses so überaus hilfreichen Konzepts. Wieder später suchte ich ihn zu genauerer Erörterung auf und stand mit ihm seitdem im engeren Kontakt. So erlebte ich auch seine Überlegenheit über alle anderen Verfechter der Strophanthinbehandlung in vielfacher Hinsicht. Unsere Kontakte betrafen nicht nur Strophanthin, sondern auch die Verhaltensweisen in der Wissenschaft, die in der heute gängigen Form viele Mängel aufweisen.

Umso betrüblicher war auch für mich das schamlose Inquisittionstribunal, das am 19.11.1971 im Höhenrestaurant Molkenkur in Heidelberg über Kern und die Strophanthinbehandlung von „führenden“ Angehörigen meines eigenen Berufszweigs, der Internisten, abgehalten wurde. Näheres über dieses unglaubliche Ereignis dogmatischer „Wissenschaft“ ist in Peter Schmidsbergers Buch „Skandal Herzinfarkt“ (Auszug im Anhang dieses Buches; vollständiges Original im Internet über Suchmaschine zu finden) und in der Kurzfassung von Walter Dürsch in seinem Buch „Sind die meisten Infarkte verhütbar? 1. Band, Seiten 371 – 404“, nachzulesen.

Mir selbst sagte nach dieser furchtbaren Demaskierung wissenschaftlicher Dogmatik der Wiener Professor Pischinger, einer der bedeutendsten damaligen medizinischen Grundlagenforscher: Bei diesem Tribunal durfte nur reden, wer Kern verdonnerte. Er selbst wollte für Kern das Wort ergreifen, aber sogar ihm als international hochanerkanntem Wissenschaftler wurde nicht die Möglichkeit zu reden gegeben! Wie viele war auch er fassungslos, wie etwas Derartiges unter dem Deckmantel der Wissenschaft möglich war. Das abgekartete Spiel wurde nur von den Eingeweihten durchschaut, die nicht über den Apparat verfügten, der heutzutage benötigt wird, um sich in der Öffentlichkeit vernehmbar zu machen. Vor dem Heidelberger Tribunal hatte sich die vielgelesene illustrierte Zeitschrift „Die Bunte" für das Strophanthinkonzept Kerns eingesetzt. Der Wissenschaftsjournalist Dr. Peter Schmidsberger hatte sich dort dafür engagiert. Nachdem die Schlacht in Heidelberg geschlagen war, griff der Freiburger Pathologe Professor Büchner, der damals als bedeutendster deutscher Vertreter seines Fachs galt, aber als Pathologe von Strophanthinbehandlung keine Ahnung hatte, in einem Schreiben, das mir die „Bunte" zu lesen gab, diese scharf an und verlangte, dass sie ihre Aufklärung über Strophanthin aufgebe.

Dieses unsachliche Imponierverhalten wirkte prompt, und die Frage nach der Wahrheit wurde nicht mehr gestellt. Selbst Verfechter der Strophanthinbehandlung schnitten Kern mehr oder weniger, um möglichst nicht selbst in den Kreis des „wissenschaftlichen" Bannfluchs zu geraten.

Einen Aufwind entwickelte erst wieder Walter Dürsch, nachdem ich ihn von der überragenden Wirkung des Strophanthins durch sein eigenes Erlebnis hatte überzeugen können. Was

Dürsch in seinen umfangreichen Bemühungen um Offenlegung der Wahrheit an Ignoranz und Ablehnung erfahren musste, ist unglaublich und stellt unseren Zeitgenossen ein schlimmes geistiges Armutszeugnis aus – und das lediglich, weil er sich mit der Erörterung darüber, was Wahrheit ist, befasste. Ich unterstützte Dürsch durch einige Eingaben und Kurzinformationsdrucke - mit bisher ähnlich negativem Erfolg. So schrieb ich an den Petitionsausschuss des Deutschen Bundestages, den Bundesgesundheitsminister Seehofer, die Präsidentin des Deutschen Bundestages, Frau Professor Rita Süßmuth, den Leiter des Gesundheitsausschusses des Deutschen Bundestages, Dr. Thomae, den früheren DDR-Bürgerrechtler und nunmehrigen Bundestagsabgeordneten Pfarrer Rainer Eppelmann und ließ allen Bundestagsabgeordneten und beim Bundestag akkreditierten Medien ein Flugblatt betreffend Herzinfarkt und Strophanthin übermitteln. Mehrere weitere solche Flugblätter wurden divers verteilt. Die unglaublichste Reaktion leistete sich Rita Süßmuth. Sie ließ durch ihren Referenten behaupten, sie könne nichts machen, da sie nicht in die Handlungsweise der Regierung eingreifen dürfe, worauf ich sie als Bundestagspräsidentin über ihre tatsächliche Aufgabe belehren musste. Bekanntlich besteht die Aufgabe des Bundestages wie die aller Parlamente darin, die jeweilige Regierung zu kontrollieren, auf Fehlverhalten aufmerksam zu machen und auf Abstellung von Fehlverhalten zu dringen, somit in dieser Form auf die Handlungsweise der Regierung einzuwirken. Nur in dieser Einwirkung haben die Parlamente ihre Aufgabe und ihre Daseinsberechtigung. Auf diese sachliche Berichtigung erfolgte keine Antwort. Der Petitionsausschuss hat es, obwohl er dies versuchte, bis zur Fertigstellung dieses Buches nicht geschafft, meine ausführlich begründete Petition, nach gewohnter Manier, abzuschmettern. Ich hatte auch eine Reihe kompetenter Personen angegeben, die üblicherweise nicht als Gutachter herangezogen werden, während die herangezogenen Gutachter in der hier zur Rede stehenden Frage gerade nicht kompetent sind.

Inzwischen ist Berthold Kern alt und gebrechlich geworden, und es ist zu befürchten, dass er die Anerkennung der Wahrheit, die bekanntlich gedrückt, aber nicht erdrückt werden kann, nicht mehr erlebt. Ich habe deswegen beantragt, ihm den Nobelpreis für Medizin zu verleihen. Niemand wäre dafür würdiger als dieser großartige, faire und einwandfreie, korrekt und umsichtig arbeitende Wissenschaftler und Wohltäter der Menschheit! Es wird sich zeigen, ob Würdigung nach Verdienst und gültiger Wahrheit oder kurzfristig geltendem Irrtum erfolgt.

5

Erfahrungen von anderen mit peroralem Strophanthin

Erfahrungen, wie ich sie mit Strophanthin machte, machten ebenso tausende andere Ärzte und Patienten, doch werden diese überwältigenden, eindeutigen Erfahrungen von der sogenannten Wissenschaft, die in diesem Bereich keine solche, sondern kriminelle Falschaussage ist, einfach ignoriert. Die wichtigsten ärztlichen Erfahrungen und Untersuchungen sind im Abriss über die Geschichte des Strophanthins vermerkt. Die allerwichtigsten und beeindruckendsten werden anschließend kurz einprägsam zusammengefasst:

- 1983 ergaben 3.645 Äußerungen von Ärzten eindeutig positive, 2% eingeschränkt positive, 0 % negative Wirkung von Strophanthin.
- 1970 gab Kern den Erfolg von 15.000 mit Strophanthin behandelten Fällen ohne Reinfarkt an (genauer s. S. 76).
- 1975 konnte Grabka in einer Ruhrgebietsschachtanlage durch perorales Strophanthin die Herztodesfälle von 11, 1972 bis 1974 auf 0 reduzieren! Dieser hohe arbeitsmedizinische Erfolg wurde in den nachfolgenden Jahren von Brembach bestätigt (Originalliteratur gescannt bei www.strophantus.de).

Jeder Arzt, der zur Prüfung bereit ist, kann dies genau so bestätigen, nur die nicht zur Prüfung bereit sind, können dies natürlich nicht, dürfen sich dann aber auch kein Urteil anmaßen, wie dies angebliche Wissenschaftler und Koryphäen tun, die keine Erfahrung mit peroralem Strophanthin haben, weil sie es von vornherein ungeprüft ablehnen.

6

Vergebliche Bemühungen, Strophanthin zum Segen der Menschheit zu entfalten

Die gut wirksame und eingeführte Tinctura strophanthi hat den Nachteil unangenehmer lokaler Schleimhautreizung an Zunge, Mund, Magen und Darm und ihres schlechten Geschmacks. Um diese Nachteile einzuschränken, wurde eine Reihe von Präparaten auf den Markt gebracht, die geringere Strophanthindosen enthalten, aber deswegen auch ungenügend wirken. Dadurch geriet einzunehmendes Strophanthin in den Verruf fehlender Wirkung. Stattdessen setzte ein beispielloser Siegeszug des intravenösen Strophanthins ein, der aber dadurch ungenügend blieb, dass die weitaus wichtigste Strophanthinanwendung verloren ging. Ein rückblickend schwer verständlicher Irrtum hatte die reguläre Entwicklung vereitelt.

Beispiellos wie der Siegeszug des intravenösen Strophanthins in Deutschland war der verheerende amerikanische Einfluss auf europäische, insbesondere deutsche Medizin hinsichtlich Strophanthins. Die endlich wissenschaftlich erfolgreiche Forschung Kerns hatte zunächst noch einen begrenzten Erfolg: Auf seine Anregung brachte eins der größten deutschen Pharmaunternehmen, Boehringer Mannheim, Strophoral als Strophanthinlutschtablette heraus und verteilte dazu eine von Kern verfasste Broschüre „Die Linksinsuffizienz" in mehreren Auflagen und hoher Stückzahl an die deutsche Ärzteschaft. Inzwischen hatten führende deutsche Mediziner den „Geist" der Zeit erfasst, ritten auf der amerikanischen Welle und fachten unter dem Deckmantel angeblicher Wissenschaft eine massive Anti-Strophanthin-Propaganda an, der sich auch eine so starke und renommierte Firma wie Boehringer beugte, so dass sie Strophoral wieder zurückzog. An seine Stelle trat Strodival der Firma Herbert, mit dem erstmalig die technisch optimale Anwendungsform erreicht wurde, der dortige Chemiker Herrmann entwickelte die bis dahin noch nicht erreichte optimale Darreichungsform für die perorale und perlinguale Anwendung von Strophanthin. Doch konnte die wenig finanzkräftige Wiesbadener Herstellerfirma nur eine Minderzahl der Ärzteschaft erreichen.

Zur jederzeit möglichen Überwindung der Herzinfarktepidemie wurde eine wissenschaftliche „Gesellschaft" gebildet, zunächst „für Infarktbekämpfung", später „für Infarktverhütung". Sie entfaltete eine umfangreiche wissenschaftliche und aufklärende Tätigkeit und gab viele Informationen, Rundbriefe und Schriften heraus. Daran waren erstrangige Wissenschaftler beteiligt, als renommierteste Professor Manfred von Ardenne und Professor Hans Schäfer, Physiologe und Sozialmediziner.

Einer der führenden Ärzte dieser Gesellschaft, Heinz Herbert Schöffler, gab die grundlegende Schrift „Wissenschaftskrise Herzinfarkt" heraus (gescannt bei www.strophantus.de, Menü Literatur, dort 1 c).

Die abenteuerlichsten Auswüchse dieser Krise erlebten Kern und Dürsch. Das Ganze ist ein ungewöhnlich spannender, widersinniger Wissenschaftskrimi, eine Tragikomödie, in der sich die Gesamtheit der zuständigen "Wissenschaftler", Wirtschaftler, Politiker, Journalisten extrem blamiert.

Dürsch wandte sich an viele zuständige Stellen und Personen. Er erhielt, wenn überhaupt, als Antwort nur Abwimmelungen und Weigerungen, auf die vorliegende Problematik einzugehen. Der Repräsentant der deutschen Ärzteschaft, der Präsident der Bundesärztekammer Professor Carsten Vilmar, antwortete gar nicht. Im Bundesgesundheitsministerium verwiesen Professor Steinbach und Frau Dr. Siegrun Hamelbeck auf Wissenschaftler, die fachlich zuständig seien und ein Gutachten geliefert hätten, das Dürschs Angaben als unzutreffend „nachgewiesen" hätte. Professor Steinbach wurde später von Bundesgesundheitsminister Seehofer entlassen, weil er diesem schwerwiegend belastendes Material vorenthalten hatte. Frau Dr. Hamelbeck dagegen praktiziert dort weiter. Ob der Bundesgesundheitsminister, an den sich Dürsch gewendet hatte, je von seiner Argumentation erfahren hat, blieb ungewiss. Das Gutachten mit angeblicher Widerlegung wurde Dürsch vorenthalten und Dürsch nicht zur Kenntnis gegeben.

Die deutsche Herzstiftung, an deren Schirmherrin Barbara Genscher, die Frau des ehemaligen Außenministers, sich Dürsch gewendet hatte, verwies ebenfalls an die „zuständigen" anonymen Wissenschaftler, da die Herzstiftung nach Meinung der geschäftsführenden Juristin nicht wissenschaftlich zuständig sei, obwohl die Satzung dieser Stiftung das Gegenteil enthält.

An die „zuständigen" Wissenschaftler wandte sich Dürsch mehrfach. Den Hauptmatador Professor Gotthart Schettler lud er zu einem gezielten Fachgespräch unter vier Augen ein. Als emeritierter Hochschulprofessor und beherrschender Vertreter der deutschen inneren Medizin erklärte sich Schettler als nicht mehr kompetent und verwies an zwei führende Professoren der „zuständigen" wissenschaftlichen Gesellschaft, die jedoch erklärten, über keine Zeit zu verfügen, um sich mit Dürsch auseinanderzusetzen. Nach Jahren und nochmaligem ausführlichem Anschreiben Dürschs antwortete schließlich der Hannoveraner Professor Lichtlen und gab an, dass neuere diffizilere Forschungen die althergebrachte Koronartheorie des Herzinfarkts noch besser bewiesen hätten. Es geht jedoch darum, ob Strophanthin hilft oder nicht, was völlig unabhängig davon ist, welche pathogenetische Theorie Recht hat. So ging Lichtlens Argumentation am zur Debatte stehenden Problem glatt vorbei.

Die renommiertesten „kritischen" Zeitschriften „Spiegel", „Stern" und „Zeit" lehnten Dürschs Argumentation ab und waren nicht bereit, sich mit diesem so überaus schwerwiegenden sozialmedizinischen Thema zu befassen. Der berühmte „Spiegel" erwies sich als matt und zu spiegeln unfähig. Es wurden nur die althergebrachten, sattsam bekannten Allgemeinplätze wiedergekäut und nicht in Frage gestellt. Der Stern-Redakteur Klaus Lempke, der auch auf seinen Vater, der Arzt gewesen sei, verwies, bestätigte zwar, dass Kern den Nobelpreis verdiente, wenn die von ihm behauptete Wirkung peroralen Strophanthins zuträfe, stellte diese jedoch ebenfalls in Abrede, da Kern angeblich seine Behauptung nicht hätte nachweisen können. Tatsächlich hat nicht nur Kern, sondern haben tausende Ärzte die nötigen Beweise längst geliefert. Auch Lempke kaute nur geistige Fehlinformationen wieder und brachte es nicht fertig, Nachgeleiertes in Frage zu stellen. Stur und treu wird einigen wenigen „anerkannten" Professoren geglaubt, weil sie eben „anerkannt" sind. Dass sie teils überhaupt nie mit Strophanthin gearbeitet haben oder mit ihm nur völlig falsch angesetzte Versuche anstellten, die das von ihnen Behauptete gar nicht beweisen, spielt gegenüber der geltenden Anerkennung gar keine Rolle!

Dürsch erhielt unglaublich banale Reaktionen und stellte diese dokumentarisch in einem weiteren Buch „Hyperskandal Dogmosen" zusammen und zur Debatte, die aber bisher wieder nur unter Eingeweihten anlief.

So ergibt sich das unheimliche Resümee, dass auch in der Demokratie, wie in Diktatur und Feudalherrschaft, fast alle nur unbesehen blindlings glauben und nachplappern, was ihnen tonangebende Einpeitscher suggerieren. Man kommt nicht einmal auf die Idee zu fragen, ob das, was einem vorerzählt wird, stimmt. Mit dieser allgemein „üblichen" Haltung gehen wir in der Demokratie ebenso schlimmen Zeiten entgegen wie in den Herrschaftsformen, von denen sich die Vertreter der Demokratie so lauthals, aber, wie man sieht, erfolglos abgrenzen.

7

Die praktische Anwendung von Strophanthin

Strophanthin wird peroral (durch Schlucken über Mund und Darm), perlingual (durch Zerbeißen einer Kapsel über die Zunge) und intravenös (durch Einspritzung in eine Vene angewendet). Die außerdem mögliche rektale Anwendung mittels Zäpfchen spielt kaum eine Rolle, lediglich dann, wenn andere Wege versperrt sind. Die weitaus am häufigsten benötigte Anwendungsform ist die perorale, mit der präventiv, somit am besten, gewirkt wird. Mit ihr kann verhindert werden, dass die Krankheitserscheinungen überhaupt auftreten. Die beiden anderen Anwendungsformen sind therapeutische, die gebraucht werden, wenn Krankheitserscheinungen bereits eingetreten sind. Können diese so therapeutisch rückgängig gemacht werden, kann auf die präventive perorale Anwendung übergegangen werden. Das für die praktische Anwendung überlegene Strophanthinpräparat mit peroraler und perlingualer Anwendung ist Strodival. Es ist rezeptpflichtig, obwohl es für perorales Strophanthin weder de facto (tatsächlich) noch de jure (nach geltendem Recht) erforderlich wäre. Dies ist wieder eine der vielen Widersinnigkeiten, die mit Strophanthin begangen werden. Einerseits wird behauptet, es wirke nicht, andererseits wird es als rezeptpflichtig erklärt.

Strodival wird in drei Formen hergestellt und verwendet: Strodival, Strodival spezial und Strodival mr. Strodival und Strodival mr enthalten 3 mg, Strodival spezial 6 mg Strophanthin in Weichgelatinekapseln eingeschlossen. Strodival wird fortlaufend regelmäßig geschluckt, wodurch in individuell richtiger Dosierung meist die Beschwerden infolge Ausgleichs der Krankheitsentwicklung wegbleiben. Es wird morgens nüchtern und tagsüber mindestens1/2 Stunde vor dem Essen genommen. Die

Dosis hängt von der Schwere der Erkrankung ab. In nicht zu schweren Fällen wird mit zweimal einer Kapsel pro Tag begonnen.

Reicht dies nicht, wird rasch bis zum Wirkungseintritt gesteigert. Er kann in seltenen Fällen bei zweimal 12 oder dreimal 8 Kapseln liegen, sogar noch höher. Eine Überdosierung ist nicht zu befürchten. Wenn Angina-pectoris-Beschwerden eintreten, wird je nach Schweregrad eine oder mehrere Kapseln Strodival oder Strodival spezial zerbissen, so dass der Inhalt auf der Zunge zerfließt. Vor dem Zerbeißen wird im Mund befindlicher Speichel geschluckt, um den Übergang über die Zunge ins Blut nicht zu behindern. Meist verklingen die Beschwerden innerhalb von zehn Minuten. Ist die Wirkung ungenügend, können weitere Kapseln zerbissen werden. Tritt keine Wirkung ein, sind die Beschwerden durch eine andere Erkrankung als eine des Herzens bedingt. Solche Erkrankungen sind: Intercostalneuralgie (Zwischenrippennervenreizung), Speiseröhrenkrämpfe, Zwerchfellhernien (Gleitbrüche durch das Zwerchfell aus dem Bauch- in den Brustraum), Refluxösophagitis (Entzündungen durch Eindringen des stark sauren Magensaftes in die Speiseröhre), Gallenkoliken, Bauchspeicheldrüsenentzündungen und weitere seltenere. (Anm. Red. auch Druck des vollen Magens auf das Herz)

Für einen geringen Teil der Patienten reicht Strophanthin nicht zur vollen Wirkung aus. Für sie ist außerdem der Gebrauch der für diesen Zweck bisher bekannteren Nitroglycerinpräparate, wie Nitrolingual oder andere, erforderlich. Diese Nitropräparate entfalten wesentliche schädliche Nebenwirkungen, durch die sie insgesamt Strophanthin erheblich unterlegen sind. Die entscheidend regulierende und dadurch bessernde Wirkung des Strophanthins entfalten sie dagegen nicht. Der alleinige Gebrauch eines Nitropräparats, ohne Strophanthin zu verwenden, ist daher ein Kunstfehler. Nitropräparate sind richtig angewendet, wenn Strophanthin allein nicht ausreicht.

Eine weitere spezielle Strophanthinanwendung erfolgt durch langsame intravenöse Einspritzung, meist nicht mehr als l/4mg in einer Einspritzung und an einem Tag. Diese Anwendung ist für erhebliche Herzinsuffizienzen (Herzschwächen) geeignet, die mit Wasseransammlungen, sogenannten Ödemen, im Körper verlaufen. Solche Einspritzungen können mit Strodival mr an den Tagen, an denen nicht gespritzt wird, zweckmäßig verbunden werden, erforderlichenfalls auch mit perlingualer Strophanthineinnahme. (Anm. Red. Ab 2011 ist nur noch Strodival mr erhältlich, d. h. die Schluckkapsel, die auch gebissen werden kann und damit die Notfallbeißkapsel ersetzt. Ab 1.8.2012 wird Strodival nicht mehr hergestellt. Genaueres dazu in Teil 2 dieses Buches)

8

Die allerdringlichste Notwendigkeit des weltweiten Einsatzes von Strophanthin

Häufigste Todesursache ist der Herzinfarkt, von der Weltgesundheitsorganisation als Killer Nr. I bezeichnet. Diese Todesursache ist, zumindest allermeist, durch Strophanthin ausschaltbar. Ein berechtigter Zweifel an dieser Tatsache ist nicht möglich. Deshalb bedarf es des weltweiten medizinisch richtigen Einsatzes von Strophanthin. Stattdessen tobt seit über sechzig Jahren ein Vernichtungsfeldzug gegen Abermillionen betroffener Herzkranker im Ausmaß eines Weltkriegs, nur weil einige Professoren die Anwendung von Strophanthin verhindern und ihren Irrtum nicht eingestehen. Es ist gegenüber dem Heer vieler Millionen Schwerstkranker unverantwortlich, sich mit theoretischen, wissenschaftlichen Streitereien aufzuhalten und durch solche Streitereien den unzähligen armen Betroffenen ihre Rettung vorzuenthalten!

Die Geschichte des Strophanthins ist eine Massenansammlung von Schildbürgerstreichen mit tragischster Wirkung !!!

9

Schildbürgerstreiche mit tragischer Wirkung

Dafür, wie Dogmatik über Wissenschaft triumphiert, gibt es in der Geschichte und in der Gegenwart leider viele Beispiele, stellvertretend für viele karikierte sie Brecht in "*Leben des Galilei*", 4. Bild:

"Die Herren im Hinaufgehen: Nein, nein, es ist alles in schönster Ordnung. Die Medizinische Fakultät erklärt es für ausgeschlossen, dass es sich bei den Erkrankungen in der Altstadt um Pestfälle handeln könnte. Die Miasmen müssten bei der jetzt herrschenden Temperatur erfrieren. Das Schlimmste in solchen Fällen ist Panik... Jeder Verdacht ist ausgeschlossen. Alles ist in schönster Ordnung....

Galilei am Fernrohr: Wie Eure Hoheit zweifellos wissen, sind wir Astronomen seit einiger Zeit mit unseren Berechnungen in große Schwierigkeiten gekommen. Wir benötigen dafür ein sehr altes System, das sich in Übereinstimmung mit der Philosophie, aber leider nicht mit den Fakten zu befinden scheint. Nach diesem alten System, dem Ptolemäischen, werden die Bewegungen der Gestirne als äußerst verwickelt angenommen. Ist es den Herren angenehm, mit einer Besichtigung der Jupitertrabanten zu beginnen...?

Andrea auf den Hocker vor dem Fernrohr zeigend: Bitte, sich hier zu setzen.

Der Philosoph: Danke, mein Kind. Ich fürchte, das alles ist nicht ganz so einfach. Herr Galilei, bevor wir Ihr berühmtes Rohr applizieren, möchten wir um das Vergnügen eines Disputs bitten. Thema: Können solche Planeten existieren?

Galilei: Ich dachte, Sie schauen einfach durch das Fernrohr und überzeugen sich? ....

Der Philosoph: Und, ganz absehend von der Möglichkeit solcher Sterne, die der Mathematiker.... zu bezweifeln scheint, möchte ich in aller Bescheidenheit als Philosoph die Frage aufwerfen: Sind solche Sterne nötig?“

Der Unterschied zwischen damals und heute besteht darin, dass heute Dispute verweigert werden und Bescheidenheit nicht einmal mehr vorgetäuscht wird.

10

Unterstützung der positiven Strophanthinwirkung durch andere Arzneimittel und Maßnahmen

Selbstverständlich können viele andere Anwendungen die gute Wirkung des Strophanthins unterstützen, medikamentöse wie nichtmedikamentöse: tatsächlich gesunde Ernährung, Ausräumung von Fokalherden, Beseitigung von Krankheiten, besonders auch solcher, die Angina-pectoris-ähnliche Beschwerden auslösen wie Intercostalneuralgie mit Veränderungen im Unterhautbindegewebe, in Knochen und Knorpeln des Rückens und Nackens. Zusätzlich wirkt eine Reihe von Arzneien günstig, wie: Nitropräparate, Pentoxifyllin mit dem Markenpräparat Trental, das die Fließfähigkeit des Blutes erhöht, Kortison, das Leberenzym Carnitin, Selen, basisch wirkende Salze, besonders von Magnesium und Kalium und der Orotsäure, die natürlich in der Molke vorkommt.

Es gibt außer Strophanthin und Nitrolingual noch eine dritte Arznei, die ähnlich schnell Angina pectoris bessert: Galganth aus der Wurzel eines chinesischen Ingwers. Leider ist dieses hochwirksame Mittel noch nicht näher wissenschaftlich erforscht, insbesondere nicht, ob und wie es die Wirkung von Strophanthin noch verbessern kann. Dies ist eine Aufgabe für die medizinische Forschung, die sich dieser jedoch bisher entzogen hat.

11

Die Bedeutung des Strophanthins im Vergleich mit anderen Arzneien

Die medizinisch positive Wirkung des Strophanthins ist nicht geringer als die der wirksamsten und gebräuchlichsten Arzneien. Die im medizinisch positiven Wirkungs- und Bedeutungsgrad dem Strophanthin ähnlichen Arzneien sind zweckmäßig in vier Gruppen einteilbar:

1. Gruppe: Körpereigene Hormone = Kortison, Insulin
2. Gruppe: Antibiotika = Mittel gegen Infektionskrankheiten
   Analgetika = Schmerzmittel, Opiate
   Psychopharmaka = Mittel gegen Depressionen und solche zur Beruhigung und zum Schlafen
3. Gruppe: Narkosemittel, Lokalanästhetika und Neuraltherapeutika wie Prokain u.a., Expectorantien = Auswurf fördernde Mittel
4. Gruppe: Vitamine, basische Salze

Der ersten Gruppe entspricht Strophanthin als jeweils chemisch einheitliche Substanzen, während in den anderen drei Gruppen die verschiedenen Untergruppen eine Viel- oder Mehrzahl chemisch verschiedener Stoffe umfassen, die in ihrer Gesamtheit erst die Bedeutung erreichen, die Strophanthin allein erreicht.

Vom Kortison wurde, im Gegensatz zu Strophanthin und Insulin, eine Reihe künstlich hergestellter Verbindungen entwickelt, die medizinisch noch wirksamer als das körpereigene Hormon sind. Für Entdeckung und Anwendung des Kortisons erhielten drei Forscher den Nobelpreis. Erst danach stellten sich viele Schwierigkeiten und Nebenwirkungen der Kortisonbehandlung heraus, die allmählich ausgebügelt wurden. Sie wird noch immer weiter entwickelt. Für Strophanthin hat Kern die optimale Behandlung entwickelt und ist darum noch preiswürdiger.

Die erste und zweite Gruppe enthält hochwirksame und daher sehr reichlich verwendete Arzneien, deren Anwendung jedoch durch gesunde Lebensweise auf einen Bruchteil des jetzigen Verbrauchs gesenkt werden könnte. Dies trifft für die Mittel der dritten und vierten Gruppe und für Strophanthin nicht so zu. Mit Arzneien der zweiten Gruppe wird derzeit ein hoher Missbrauch getrieben, durch den viele Schäden entstehen. Mit Strophanthin ist das so nicht möglich. Infolge der hohen Wirksamkeit haben Mittel der ersten und dritten Gruppe mehr oder weniger schwerwiegende, mitunter tödliche Nebenwirkungen, wenn sie zu hoch dosiert werden. Für Strophanthin trifft dies nur zu, wenn es gespritzt wird. Ähnlich arm an schädigenden Nebenwirkungen wie Strophanthin sind Mittel der vierten Gruppe.

Die Mehrzahl der vielen verschiedenen Arzneien, die heutzutage in riesigen Massen konsumiert werden, haben wesentlich weniger positive Wirkungen als Strophanthin. Besonders gilt dies für Mittel, die verordnet werden, wenn besser Strophanthin zu verordnen wäre, so Blutfett, Cholesterin, Blutdruck und Blutgerinnung senkende Mittel. Die meisten dieser Mittel werden mehr oder weniger überflüssig, wenn gesunde Lebensweise und Ernährung geübt und Strophanthin eingenommen wird, sofern es geeignet ist. Viel Geld wird für minderwertige Arzneien verpulvert, die außerdem die Gesundheit schädigen, aber das die Gesundheit unübertroffen fördernde Strophanthin verfiel der medizinisch-wissenschaftlichen Inquisition, wurde auf deren Index gesetzt und wird den vielen, die es dringend brauchen, vorenthalten, und fast alle gucken zu und schweigen.

12

Die medizinische, wirtschaftliche, gesellschaftspolitische und kulturhistorische Bedeutung des Strophanthins

Strophanthin gehört zu den wirksamsten, wichtigsten und am meisten benötigten Arzneien. Es wirkt immer dann durchschlagend, wenn bestimmte krankhafte Entgleisungen normalisierend zu regulieren sind. Strophanthin hebt die Wirkung der zu krankhafter Entgleisung führenden Kräfte wieder auf. Dagegen werden diese Kräfte selbst nicht ausgeschaltet. Sie liegen in veränderten Organfunktionenen, die wiederum durch zuvor aufgetretene Schäden wie Infektionen oder andere entstanden sind. Da nur die Wirkung, aber nicht ihre Ursache, durch Strophanthin ausgeschaltet wird, muss dieses fortlaufend verabreicht werden. Strophanthin wirkt so symptomatisch. Es beseitigt Symptome, während die Ursachen weiter bestehen. Um auch solche Ursachen zu beseitigen, müssen andere Methoden angewendet werden wie entsprechende Ernährung und anderweitige umprägende, doch gelingt dies bisher meist nicht, so dass Strophanthin für die Betroffenen überwiegend unentbehrlich bleibt. Es hat aber im Gegensatz zu den meisten üblichen, symptomatisch wirkenden Medikamenten keine schwerwiegend schädigenden Nebenwirkungen, außer wenn es intravenös überdosiert wird.

Dagegen bringt Strophanthin für Gesunde und alle nicht von Schäden Betroffene, die durch Strophanthin regulierbar sind, keinen Nutzen. Es ist also nicht wie Vitamine, andere Wirk- oder Vitalstoffe und viele Pflanzenheilmittel, ein allgemeines Kräftigungsmittel, das jedem zugute kommen könnte, sondern ein echtes Arzneimittel mit spezifisch begrenzter Wirkung. (Anm. Red. Heute wissen wir, dass es in seiner Hormonwirkung auf mehr wirkt, als nur auf das Herz.)

Andererseits sind, wie bereits eingangs erwähnt, Schäden, die durch Strophanthin ausgleichbar sind, sehr häufig und bestehen oft nur in geringen Graden, die keine auffälligen Beschwerden bewirken. So geht der Kreis derer, für die Strophanthin gesundheitlich förderlich ist, weit über den der Angina-pectoris-Kranken hinaus. Diese bilden etwa „die Spitze des Eisbergs“ der insgesamt Strophanthinbedürftigen. Diese umfassen einen hohen Bevölkerungsanteil, dessen genaue Größe darum nicht abzuschätzen ist, weil die geringen Grade der Strophanthinansprechbarkeit nicht auffallen.

Infolge der ungemein hohen medizinischen Bedeutung des Strophanthins hat dies entsprechend hohe potentielle wirtschaftliche Bedeutung. Infolge der aufgezeigten Fehlentwicklungen besteht jedoch eine extreme Diskrepanz zwischen aktueller und poten-tieller wirtschaftlicher Bedeutung. Die tatsächliche wirtschaftliche Bedeutung wird also bisher nur ganz ungenügend genutzt. Wer diese Diskrepanz auszunutzen versteht, gewinnt riesigen Profit und wird zum reichen Unternehmensgewinner. Um diese „auf der Straße liegende“ Potenz zu aktualisieren, wird ein Unternehmer gefordert, der über 1. Finanzkraft, 2. Intelligenz verfügt. Ein solcher Unternehmer ist bisher nicht sichtbar.

Entweder fehlt es an dem einen oder dem anderen: nur in wenigen Fällen an der Finanzkraft.

Als es Kern gelang, durch Boehringer Strophoral herausgeben zu lassen, hatte er für kurze Zeit das Glück, in dieser Firma auf einen Unternehmer zu treffen, der beide genannten Bedingungen erfüllt. Er ging von dem zwar selbstverständlichen, aber in der Pharmabranche nicht immer üblichen Grundsatz aus: "Wer heilt, hat Recht." Aber selbst Boehringer entsagte diesem Grundsatz wieder unter dem Einfluss medizinpäpstlicher Übermacht. Wer die hier gebotene Marktlücke aufgreift und schließt, bedient einen Weltmarkt und kann stärker expandieren als etwa in letzter Zeit die Firma Falk mit ihren gallensteinauflösenden Mitteln. So ist Erkenntnis Voraussetzung und Hauptursache des Erfolges wie fehlende Erkenntnis des Misserfolgs. Solch Misserfolg resultiert in dem hier erörterten Bereich in der Pandemie des Herzinfarkts im Ausmaß eines Weltkriegs.

So wie die Dinge schief liefen, ist die Bedeutung des Strophanthins nicht, wie üblich, mit seiner medizinischen und wirtschaftlichen Bedeutung erschöpft. Durch die schiefe Entwicklung wurde Strophanthin zum Indikator für gesellschaftliche, politische, juristische, wissenschaftliche, geistige, kulturelle Fehler. Um sie in diesem Zusammenhang darzustellen, ließe sich eine Bibliothek schreiben.

Der Fall Strophanthin beweist, wie leider viele andere Fälle auch beweisen, dass es in unserer Gesellschaft, in Politik, Recht, Wissenschaft, Medien und sonstwo keine Instanz gibt, die schwerwiegende Fehlentwicklungen so signalisiert, dass sie zur Korrektur der Verfehlenden veranlassen, ebenso keine Instanz, an die der sich wenden kann, dem solche Fehler auffallen und der sie zu signalisieren fähig ist. Blindwütig werden die althergebrachten verderblichen Fehler beibehalten. *Fiat stupiditas, pereat mundus! Stupidität herrsche weiter, möge auch die Welt darüber zugrunde gehen!*

13

Die zweideutige, unzureichende Rolle der Wissenschaft

Das spezifische Instrument zum Erkennen von Irrtümern soll ja die Wissenschaft sein. Und es wird allgemein geglaubt, dass dieses Instrument seine Aufgabe auch erfüllt. In unserer „modernen“ Gesellschaft herrscht „Wissenschaftsgläubigkeit“ vor. Da die Wissenschaft aber zu großen Teilen ihre Aufgabe leider nicht erfüllt, ist Wissenschaftsgläubigkeit ein höchst verderblich wirkender Glaube. Der normale Mensch wünscht sich etwas oder jemanden, der etwas kann, was er, wie er aus eigener Erfahrung weiß, selbst nicht kann. Und so vertraut er gern wissenschaftlichen Autoritäten und vergisst dabei, dass auch Wissenschaftler mit Fehlern behaftete Menschen und im Schnitt nicht besser als andere sind. Subjektive Gründe machen so den Wunsch zum Vater dieses Glaubens, eine erwünschte Vollkommenheit wird auf andere projiziert. Und es wird oft blindlings geglaubt - quia absurdum est (obwohl es unsinnig ist). In diesem Sinn hat einer der führenden Vertreter der modernen Physik, Walter Heitler, den Begriff „Wissenschaftsgläubigkeit" geprägt. Viele andere hervorragende Wissenschaftler haben, oft in ergreifend engagierter Weise, die Folgen fehlgeleiteter Wissenschaft und stupider Wissenschaftsgläubigkeit dokumentiert, voran bedeutende Physiker wie Max Planck, Albert Einstein, Max Born.

Max Planck: „*Erst müssen die Schüler derer, die einen wissenschaftlichen Irrtum aufstellten, aussterben, bis er beseitigt wird.*" So weit ist es wohl mit Strophanthin und Herzinfarkt noch nicht. Die, um das abzuwarten, erforderliche Geduld nimmt riesige Qualen und Massen von Toten hin!

Albert Einstein zum 60. Geburtstag Plancks: „*Ein vielgestaltiger Bau ist der Tempel der Wissenschaft. Gar verschieden sind die darin wandelnden Menschen und die seelischen Kräfte, die sie dem Tempel zugeführt haben. Gar mancher befasste sich mit der Wissenschaft im freudigen Gefühl seiner überlegenen Geisteskraft; ihm ist die Wissenschaft der ihm gemäße Sport, der kraftvolles Erleben und Befriedigung des Ehrgeizes bringen soll; gar viele sind auch im Tempel zu finden, die nur um utilitaristischer Zwecke willen ihr Opfer an Gehirnschmalz darbringen. Käme nun ein Engel Gottes und vertriebe all die Menschen, die zu diesen... Kategorien gehören… würde er bedenklich gelehrt, aber es blieben doch... Männer... darinnen... Gäbe es nur Menschen der vertriebenen Sorte…, hätte der Tempel nicht entstehen können, sowenig als ein Wald wachsen kann, der nur aus Schlingpflanzen besteht. Diesen Menschen genügt eigentlich jeder Tummelplatz menschlicher Tätigkeit; ob sie Ingenieure, Offiziere, Kaufleute oder Wissenschaftler werden, hängt von äußeren Umständen ab...*"

Und aus Einsteins Botschaft an die 42. Tagung der italienischen Gesellschaft zum Fortschritt der Wissenschaft in Lucca 1950: „*Muss der wissenschaftliche Mensch wirklich all diese Erniedrigungen über sich ergehen lassen? Ist die Zeit vorbei, in der seine innere Freiheit und die Selbständigkeit seines Denkens und Forschens das Leben der Menschen hat erhellen und bereichern dürfen? Hat er nicht in einem nur auf das Intellektuelle eingestellte Streben seine Verantwortlichkeit und Würde vergessen? ... Einen innerlich freien und gewissenhaften Menschen kann man zwar vernichten, aber nicht zum Sklaven oder zum blinden Werkzeug machen. Wenn der wissenschaftliche Mensch unserer Tage Zeit und Mut fände, seine Situation und Aufgabe ruhig und kritisch zu erwägen und entsprechend zu handeln..., würden die Aussichten auf eine vernünftige und befriedigende Lösung der gegenwärtigen gefahrvollen internationalen Situation wesentlich verbessert werden.*"

Und Max Born: *„Konnten wir nicht vorhersehen? Wäre es nicht besser gewesen, die Hände davon zu lassen? Wir fühlen die Verantwortung schwer".*

Andere haben sich mit der Wissenschaft, ihrer Bedeutung und Wirkung sowie ihren Fehlern systematisch befasst, vorrangig der Soziologe Friedrich Wagner in *„Die Wissenschaft und die gefährdete Welt*" und der Physiker und Wissenschaftssoziologe Thomas Kuhn in *„Die Struktur wissenschaftlicher Revolutionen".* In einer riesigen Literatur sind bestimmte gravierende und existentiell bedrohende Fehler der Wissenschaft und ihrer Folgen aufgezeigt. Der Verfasser äußerte sich grundlegend dazu in *„Neuordnung der Wissenschaft*" und "*Struktur der Erkenntnis*".

Nur wer diese weiteren Wissenschaftszusammenhänge einigermaßen kennt und überblickt, kann die andernfalls unglaubliche Geschichte des Strophanthins glauben und irgendwie begreifen.

Genügend Literatur zu eingehender Information darüber, welche Rolle die Wissenschaft tatsächlich in Gesellschaft und geschichtlicher Entwicklung spielt, ist vorhanden, doch besteht auch hier, wie im Fall Strophanthin, eine extreme Diskrepanz zwischen aktueller Nutzung und potentieller Nutzbarkeit. Was benötigt wird, ist nicht etwa Ersatz von Wissenschaft durch etwas Anderes oder halbe Wissenschaft, sondern tatsächlich vollständig echte Wissenschaft, in der Dogmatik und andere Verfälschungen nichts zu suchen haben.

Wir können nicht warten, bis die Fehler der Wissenschaftsentwicklung korrigiert sind, um Strophanthin sachgemäß zum Einsatz zu bringen. Das unermessliche Leid der Abermillionen Kranken schreit und erfordert allerdringlichst, den bisherigen verderblichen Weg zu verlassen und Strophanthin schnellstens weltweit zum richtigen, segensreichen Einsatz zu bringen.

14

Die Wahrheit kann gedrückt, aber nicht erdrückt werden

Wie sprichwörtlich bekannt, denn die Wahrheit bleibt von Natur aus unweigerlich bestehen, so viel sie auch gedrückt und verleugnet werden mag. Wegen dieser vielen Drückungen „*ist die Wahrheit immer obdachlos*", „*hat ein schönes Gesicht, aber zerrissene Kleider*", „*ist ein selten Kraut, noch seltener wird es selbst verdaut*". Und Churchill meinte: „*Nur Kinder, Narren und sehr alte Leute können es sich leisten, immer die Wahrheit zu sagen*". Der Verfasser ist alt genug, sich dies zu leisten, doch ist Churchills Spruch das Kennzeichen unwahrhaftiger Zeit, und wir werden der vielen hereinbrechenden Schäden nur Herr werden, wenn Wahrhaftigkeit üblich wird.

So wusste Rückert: „*Das sind die Weisen, die durch Irrtum zur Wahrheit reisen. Die beim Irrtum verharren, sind die Narren*". Der freundlich geneigte Leser kann sich folglich entscheiden. Oder auch nach Goethe: „*Zwischen uns sei Wahrheit*!" Nach erfolgter Entscheidung wird dem Mathäus-Evengelium entsprechend "*die Spreu vom Weizen getrennt*".

Die Strophanthinverdammer erzählen uns „lauter Märchen" und erzeugen „Sand im Getriebe" der Inneren Medizin, indem sie Morgensterns Logik folgen: „*Denn, so schließt er messerscharf, nicht sein kann, was nicht sein darf*". Doch: „*Sag eine Lüge, so hörst du die Wahrheit.*" In diesem Buch und vielen weiteren Schriften wird ihnen und ihren vielen Mitläufern „der Star gestochen". Der freundlich geneigte Leser möge entscheiden, ob er seinen Star so liebt, dass er ihn lieber behalten will.

„*Zum Begräbnis der Wahrheit gehören viele Schaufeln*", und es wurde mit vielen Schaufeln viel geschüttet, um die Wahrheit, dass Strophanthin hilft, zuzuschütten. Aber selbst die zugeschüttete „*Wahrheit zeugt Hass*", wie uns Terenz belehrte, und zwar in denjenigen, die Wahrheit nicht wahrhaben wollen; denn - nach August Binzer - „*wer die Wahrheit kennet und saget sie nicht, der bleibt ein ehrlos erbärmlicher Wicht*", der sich in Hass verzehrt.

Alle Menschen sind irrtumsanfällig, aber nicht alle sind fähig oder auch nur willens, Irrtümer einzugestehen und zu korrigieren. Auf Dauer wird der unbeständige Irrtum von beständiger Wahrheit besiegt. Demgemäß Goethe: „*Irrtum verlässt uns nie. Doch treibt ein höher Bedürfnis immer den strebenden Geist leise zur Wahrheit hinan.*“

15

Brief des Interdis-Präsidenten Hans Kaegelmann an die Bundesgesundheitsministerin Frau Ulla Schmidt

Präsident der Internationalen Gesellschaft für interdisziplinäre Wissenschaften, Hans Kaegelmann, Windeck, den 4.7.04

Bundesministerium für Gesundheit, 53108 Bonn

Betrifft: H e r z i n f a r k t

Sehr geehrte Frau Bundesgesundheitsministerin Ulla Schmidt !

Auf den schlimmsten Fehler im Gesundheitswesen mache ich Sie aufmerksam und bitte dringendst um seine Abstellung. Sie könnten sich damit die größten Meriten erwerben, größere als jeder andere Gesundheitspolitiker bisher erwarb. Dieser schlimmste Fehler betrifft auch die schlimmste Krankheit, die mehr vorzeitig Tote und Qualen erfordert als ein Weltkrieg: den Herzinfarkt, von der Weltgesundheitsorganisation als Killer Nr. 1 bezeichnet. Wir haben das Wissen, diese schlimmste Krankheit fast vollständig zu beseitigen mit allereinfachst handhabbarer Vorbeugungsbehandlung, wie in der beigefügten Broschüre „Strophanthin, Segen der Menschheit“ allerleichtestfaßlich dargestellt: mit Einnahme eines einzigen Heilmittels: Strophanthin, einem körpereigenen Hormon, das auch im Samen eines tropischen Schlingstrauchs vorkommt und daraus gewonnen wird.
Ab 1865 war Strophanthin als bestwirksames Herzmittel in riesigem Umfang in Gebrauch: 1943 erklärte der damals renommierteste Herzarzt Ernst Edens, dass „die Zeit kommen werde, in der die Unterlassung der rechtzeitigen Strophanthinbehandlung als Kunstfehler verurteilt werde“. Viele Tausende richtig mit Strophanthin dosiert Behandelte erlitten nie wieder einen Herzinfarkt. Ich selbst behandelte Herzinfarktpatienten auf eigenes Risiko zu Hause.

Keiner erlitt wieder einen Herzinfarkt, während alle, die sich nach dem nächsten Klinikprofessor richteten, in kurzer Zeit starben. Von 3645 schriftlichen Äußerungen mit Strophanthin behandelnder Ärzte waren 98 % positiv, 2 % eingeschränkt positiv, 0 % negativ. In der Schachtanlage Westerholt-Polsum in Gelsenkirchen traten 1972 bis74 unter 228 Herzanfällen 11 Todesfälle auf, nach Einführung der Soforttherapie mit Strophanthin für Herzanfälle unter 280 Herzanfällen 0 Todesfälle.

Trotz dieser überragend durchschlagend wirkenden Strophanthinbehandlung, deren positiver Wirkungsgrad den der meisten Arzneien weit überragt, wird diese segensreiche Behandlung seit 1955 in der offiziellen Medizin verteufelt, weil amerikanische Ärzte infolge eines Kommafehlers in einem Lehrbuch mit Überdosierung intravenösen Strophanthins Todesfälle erzeugt hatten, worauf Strophanthin aus der offiziellen Behandlung genommen wurde. Strophanthin hat intravenös nur eine geringe therapeutische Breite bis 1/2 mg, wirkt höher dosiert tödlich, während es eingenommen keine Oberdosierung gibt und die Einnahme gegen Herzinfarkt besser wirkt als die intravenöse Einspritzung. Für kaum eine Arznei besteht tatsächlich größerer Bedarf als für Strophanthin, da in der Hälfte der Sektionen Herznekrosen, der Folge des Herzinfarkts, festgestellt wurden.

In Deutschland wird Strophanthin mit dem Markenpräparat Strodival gegeben. Diesem Strodival, einer der segensreichsten Arzneien, droht unmittelbar das Verbot, nicht etwa, weil es nicht wirken würde und seine überragend positive Wirkung irrig wäre, sondern weil die kleine Herstellerfirma nicht über das Geld verfügt, das geforderte sehr teure Nachzulassungsverfahren zu bezahlen, ein ungeheuerlicher krimineller Tatbestand, der in unserem wissenschaftlich und rechtlich so hochentwickelten Land möglich ist, so unglaublich dies auch scheinen mag.

Bitte, machen Sie sich echt kundig über diesen in dem von Ihnen geleiteten Gesundheitswesen bestehenden ungeheuerlichen kriminellen Tatbestand!

Allerdringlichst bitten wir dementsprechend um:

1. *Zulassung von Strodival, Strodival mr und anderen Strophanthinpräparaten*
2. *Rezeptfreiheit von einzunehmendem Strophanthin!*
3. *Laden Sie bitte zu einer unvoreingenommenen Konferenz mit echten Kennern über diese vorgenannte Problematik!*
4. *Stellen Sie zur Diskussion, ob Strophanthin das Mittel der Wahl für die Vorbeugungsbehandlung von Herzinfarkt ist, und fördern Sie die Anerkennung für diese Vorbeugungsbehandlung!*
5. *Erwerben Sie sich das Verdienst, als Gesundheitspolitikerin für die Beendigung der schlimmsten Krankheit gesorgt zu haben.*

Ihre Regierung steht zurzeit nicht in gutem Ansehen. Mit dem Sieg über den Herzinfarkt können Sie dies Ansehen erheblich anheben!

Wir stehen Ihnen mit kenntnisreichen Ärzten, Chemikern, Apothekern, anderen Medizinkennern und betroffenen Patienten zur Verfügung. Über die genannte Problematik gibt es eine riesige Literatur, in der alles genau dargelegt und unwiderlegbar bewiesen ist.

Seien Sie sich bitte auch darüber im Klaren: Wenn einzunehmendes Strophanthin verboten werden würde, gäbe es eine Revolution: die betroffenen Patienten würden nicht geduldig auf ihren vom staatlichen Gesundheitswesen verordneten qualvollen Tod warten!

Hochachtungsvoll grüßt
gez. Hans Kaegelmann

(Hans Kaegelmann, Arzt für Innere Medizin, Philosoph Wissenschaftstheoretiker, Wissenschaftler in vielen Wissenschaften, Schriftsteller in vielen Literaturgattungen, Interdis-Präsident)

16

Über den Verfasser Hans Kaegelmann

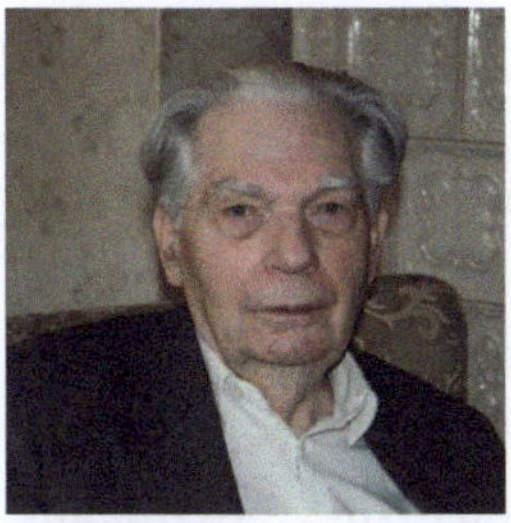

Der Verfasser ist Arzt für Innere Medizin, betrieb eine internistische Landpraxis, war außerdem ärztlich tätig als Naturarzt, leitender Sanatoriumsarzt, Kur- und Badearzt, praktischer Arzt, Psychotherapeut, Betriebs-, Dispensaire-, Truppen-, Lagerarzt, Arbeitsmediziner, wissenschaftlicher Mitarbeiter einer Sozialhygieneakademie, hielt viele medizinische Vorträge, besonders zur Volksaufklärung, und schrieb medizinische Bücher und Aufsätze, darunter das Grundlagenwerk: *Die Potenzen der Medizin zur Entwicklung voller Heilkunde.* Darin wird dargestellt, dass Schulmedizin und Naturheilkunde keine Sachgegensätze sind, sondern Pole eines zusammenhängenden Ganzen, die beide für verschiedene Krankheitsphasen zugeschnitten sind. Die Schulmedizin wirkt, ähnlich der Feuerwehr, wenn Tod oder Invalidität drohen, kann aber nicht heilen und hat auch kein Konzept dazu. Wenn ein Fall schulmedizinisch abgeschlossen ist, fängt die eigentliche Heilbehandlung an, die in der Wiedereinordnung der gestörten Funktionen besteht. Dies wird entsprechend durch *Ordnungsheilkunde* erreicht. Sie ist der wesentliche und bestimmende Teil der Naturheilkunde wie aller echten Heilkunde. Mit Ordnungsheilkunde ist eine praktisch gesunde Menschheit erreichbar.

Die seit über einem halben Jahrhundert tobende schlimmste Pandemie vom Ausmaß eines dritten Weltkrieges, die des nur so genannten Herzinfarkts und seines Vorstadiums Angina pectoris, bezeichnet der Verfasser mit vielen Wissenschaftlern und praktizierenden Ärzten als völlig überflüssig, da diese Krankheit jederzeit mit Strophanthin therapeutisch und präventivmedizinisch abzustoppen ist, weil diese schlimme Pandemie medizinpäpstlich verschuldet ist und der jederzeit mögliche Stopp kriminell verhindert wird. Der Verfasser schlug auch vor, die wissenschaftlich falsche Bezeichnung Herzinfarkt, mit Einschluss von kardial bedingter Angina pectoris, einheitlich durch Herznekrot zu ersetzen.

Darüber hinaus schuf der Verfasser ein umfangreiches, bedeutendes literarisches Werk in sehr vielen Sachbereichen: Aphoristik, Philosophie, Gnoseologie (Erkenntniswissenschaft), Epistemologie (Wissenschaftswissenschaft), Biologie, Naturschutz, Humuswirtschaft, Ökomedizin, Humanmedizin, Soziologie, Zeitgeschichte, Zukunftsbewältigung, Ökonomik, Politik, Frieden, Recht, Schrift, Sprache, Kommunikation, Essayistik, Humoristik, Dramatik, Ballade, Lyrik, Lied. Eine vollständige Übersicht über Hans Kaegelmanns Werke bietet das Buch „Hans Kaegelmann, Philosoph, Arzt, Schriftsteller, Wissenschaftler, Wohltäter, Dichter, Universalist“. Gratis anzufordern beim Verlag *Das Neue Licht*.

Durch seine grundlegenden erkenntniswissenschaftlichen Studien und Erkenntnisse war der Verfasser in der Lage, eine wesentlich verbesserte wissenschaftliche Methodik anzubieten und auch die Beweiskraft von vielen in der Medizin üblicher, angeblicher Beweise zu widerlegen.

Teil 2

- Dr. med. dent. Wieland Debusmann
- Auszug aus dem Buch „Skandal Herzinfarkt“ von Dr. Peter Schmidsberger
- und mehr

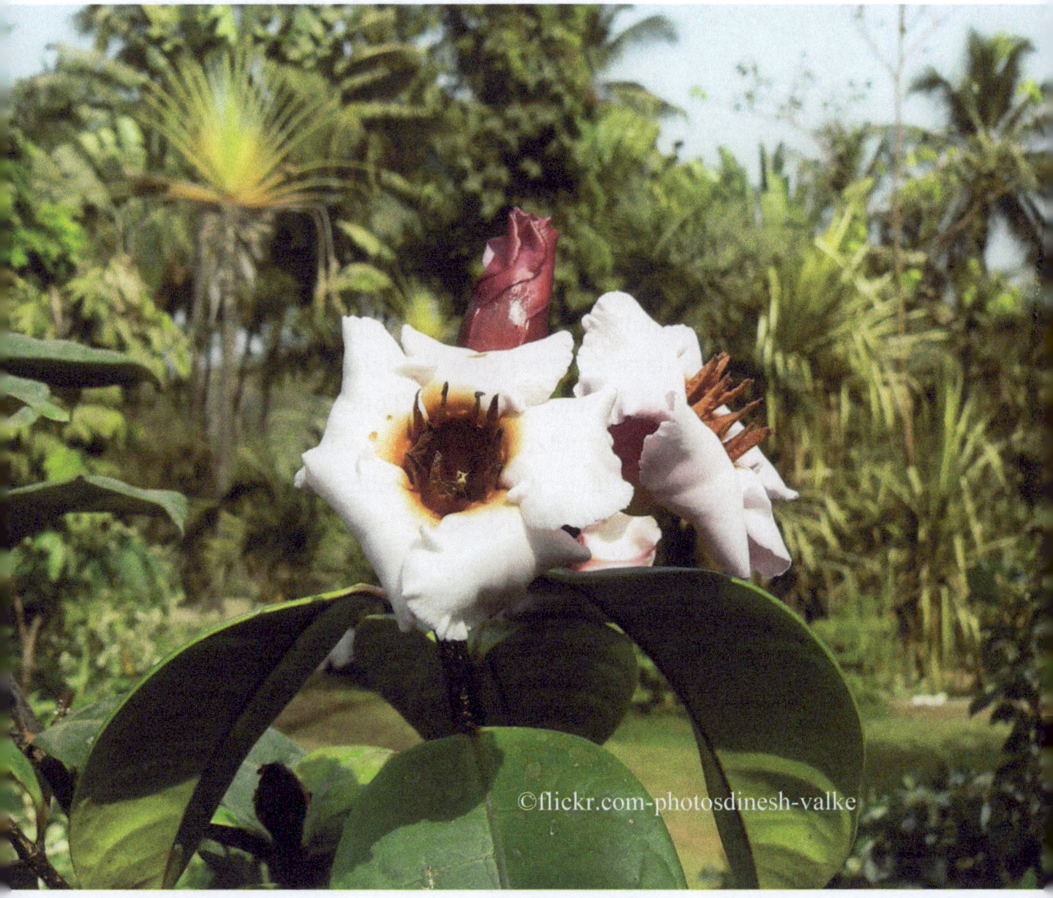

17

Wollen Sie wissen, wie man sich nachweislich und sicher vor einem Herzinfarkt schützen kann?

Von Dr. med. dent. W. Debusmann

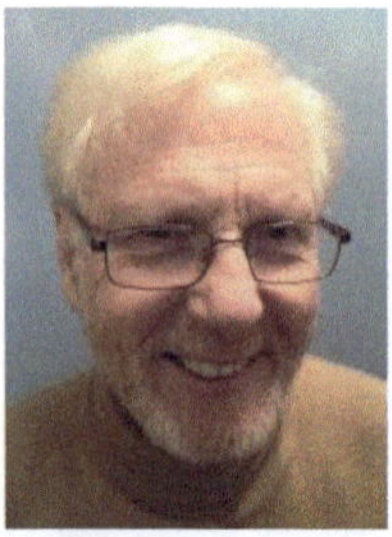

Seit über 150 Jahren gibt es einen Wirkstoff, der das schafft. Er heißt Strophanthin. Er ist entdeckt worden von einem Botaniker namens Kirk. Dr. Kirk war bei der Sambesiexpedition des Ethnologen Livingstone in Afrika dabei und machte eine zufällige, aber geniale Beobachtung. Er war tags zuvor mit Einheimischen unterwegs und hatte eine Pflanze gesammelt, die dort als Pfeilgift verwendet wurde. Dazu kochten die Afrikaner diese Pflanze auf und verdickten sie so stark, dass eine Konzentration vorlag, die tatsächlich sogar Elefanten umbringen konnte. Diese Pflanze und das daraus hergestellte Pfeilgift hatte er, verrückt, wie manche Botaniker sind, in seinem Toilettenbeutel gelagert. Als er sich seine Zähne putzte und wohl etwas von dieser Substanz an seiner Zahnbürste hängen geblieben war, bemerkte er eine Veränderung in seiner Brust. Seine Herzschmerzen, die ihn aufgrund einer Malaria plagten, waren wie weggeblasen. Das verblüffte ihn derart, dass er diese Pflanze mit nach Hause nahm und einem Freund in Edinburgh, Dr. Fraser, einem sehr berühmten Arzt und Pharmakologen, übergab. Dieser isolierte aus der Pflanze das Hauptalkaloid, das Strophanthin, genannt nach der Schlingpflanze mit dem Gattungsnamen Strophanthus gratus. Dieser berühmte Arzt experimentierte nun über 10 Jahre damit. Erst als er ganz sicher war, veröffentlichte er seine Ergebnisse über die Anwendung am Menschen in einer stark verdünnten Konzentration, wie sie heute noch gebräuchlich ist. Infolge dieser Veröffentlichung und kam die Substanz über Frankreich nach Deutschland und erlebte einen Siegeszug. Sie wurde 1896 in das deutsche Arzneimittelbuch aufgenommen und von vielen deutschen Ärzten in Tropfenform als Tinctura strophanti angewendet.

1904 wagte es ein anderer genialer Mann und Forscher, diese Substanz direkt ins Blut zu spritzen, und bemerkte, dass er damit dieselbe oder sogar eine noch bessere Wirkung erzielen konnte. Dieser Arzt, Prof. Alfred Fraenkel, konnte mit dieser intravenösen Applikation dem Strophanthin zu einem Siegeszug verhelfen. Folglich wurde Strophanthin in vielen deutschen Kliniken mit bestem Erfolg angewendet. Selbst mein Bruder, der Arzt Dr. Wolfram Debusmann, erzählte mir, dass er in seiner Ausbildung im Kreiskrankenhaus Neukirchen, sehr häufig Strophanthin intravenös verabreicht hatte. Trotzdem ist dieser Wirkstoff quasi aus der Medizin verschwunden. Es gibt kaum mehr als eine Handvoll Ärzte, die es noch verwenden. Im Anhang finden Sie eine Liste von Ärzten, die wirklich Erfahrung haben und an die Sie sich bedenkenlos wenden können. Obwohl alle Ärzte, die es verwenden, immer die phänomenale Wirkung auf das Herz gesehen haben und es den Patienten einmalig gut damit geht, konnte diese Substanz nicht standhalten gegenüber der Invasion des Auslandes, in diesem Fall Amerikas. Nach dem verlorenen Weltkrieg war deutsches Gedankengut nichts mehr wert, und was aus dem Ausland, speziell aus Amerika, kam, war die Nummer 1. Dort kam ein anderes Herzglykosid in Gebrauch, das Digoxin und Digitoxin aus der Digitalis, dem einfachen Fingerhut. Die Pharmakologen waren begeistert, weil sie angeblich dieses Mittel besser steuern konnten. Es passierte wieder einmal in der Wissenschaft, dass Laborwerte und theoretische Resorptionsfragen wichtiger waren als das, was man sieht, wie es dem Menschen geht. Wenn Sie Genaueres über diesen Wirkstoff erfahren wollen, wie er vermutlich wirkt, wann er angewendet werden sollte, in welcher Dosierung, in welcher Form und welche erstaunlichen vergessenen Studien es gibt, dann können Sie fast alles, was es auf diesem Gebiet zu lesen gibt auf der Webseite www.strophantus.de nachlesen und sich damit vertraut machen.

Sie werden vielleicht fragen, warum gerade ich, als ehemaliger Zahnarzt, mich so sehr damit beschäftigt habe. Nun, ich hatte vor 28 Jahren mit 42 einen Herzinfarkt. Auf meinem Krankenlager war mir irgendwie klar, dass mein Leben eben jetzt ein Ende haben könnte. Mit diesem Gedanken machte ich mich vertraut. Ich habe im Traum meine eigene Totenrede gehalten und war eigentlich bereit zu sterben. Dass ich aber überlebte und nach einigen Wochen Rehabilitation wieder im Einsatz war, hatte mich mit so viel Dankbarkeit erfüllt, auch göttlicher Dankbarkeit, dass ich mir gesagt habe: „Wieland, Gott hat noch etwas mit Dir vor". In meiner Rehabilitationszeit in der Lauterbacher Mühle am Ostersee bei Starnberg kam ich in Kontakt mit einem Buch, das mich aufgerüttelt hatte. Es hieß: „Skandal Herzinfarkt" von Dr. Peter Schmidsberger. In diesem Buch wurde über einen Arzt berichtet, der sich intensiv mit dem Wirkstoff Strophanthin beschäftigt hatte und dabei so in die Mühlen der Wissenschaft geraten war, dass dieser Wirkstoff sozusagen zermahlen worden und dieser Mann gewissermaßen lächerlich gemacht worden war. Und das, obwohl dieser, Dr. Berthold Kern, bereits ein dickes Lehrbuch von über 400 Seiten über den Herzinfarkt und Dutzende von Artikeln geschrieben und sehr interessante Forschungen mit dem Wissenschaftler Prof. Manfred von Ardenne durchgeführt hatte und diese den Wirkmechanismus von Strophanthin herausgefunden hatten! Vor allem in der so schwierigen Resorptionsfrage konnte von ihnen Klarheit geschaffen werden.

Als ich mich dann intensiv mit dem Thema beschäftigte, habe ich das Strophanthin natürlich selbst an mir ausprobiert und festgestellt, dass dieser Wirkstoff mir eine Kraft und Lebendigkeit schenkte, die ich selbst vor meinem Herzinfarkt nicht hatte. Das heißt, ich war nach meinem Herzinfarkt durch Strophanthin, aber auch durch Sport, Ernährung und Stressmanagement vitaler und leistungsfähiger als vorher. Ich habe gerne den perversen Satz gebraucht: „Gott sei Dank hatte ich diesen Herzinfarkt und Gott sei Dank hatte ich ihn früh genug, damit ich noch daraus lernen konnte“. Denn viele Menschen, die einen Herzinfarkt erleiden, wenn sie ihn spät bekommen, resignieren. So ist die Verrentungsquote nach Herzinfarkt ganz extrem hoch. Das bedeutet, die Leute verlieren ihren Mut, ziehen sich oftmals in die Depression zurück und geben auf. Aufgrund der guten Erfahrung mit dem Wirkstoff Strophanthin konnte ich sehr bald die vielen Medikamente, die jeder Herzinfarktpatient bekommt, langsam weglassen. Die Blutverdünnung habe ich mit Zustimmung des Arztes nach einem fast lebensbedrohenden Zwischenfall durch innere Blutungen weggelassen. Die ersten Erfahrungen machte ich dann als Zahnarzt, indem ich Patienten, die mir aufgrund meiner Anamnese infarktgefährdet erschienen, vor einer anstrengenden Behandlung vorbeugend Strophanthin gab, wodurch sie ruhiger, gelassener und zuversichtlicher wurden.

18

Warum Strophanthin nicht mehr „in" ist

Ich werde immer wieder gefragt, warum Strophanthin nicht allgemein angewendet wird, wenn es doch so gut sei. Nun, die Antwort ist sehr schwierig. Die einfachste Antwort, die auch im Internet immer wieder kursiert, wäre, an eine Verschwörung, an ein Komplott der Pharmaindustrie zu glauben, deren Profitgier sie mafiös handeln lässt. Ich glaube, das ist eine zu grobe Vereinfachung der Wirklichkeit. Vielleicht gibt es das ja auch, aber ich glaube, dass da noch andere Faktoren eine Rolle spielen. Insbesondere glaube ich an die Macht des Zeitgeistes. Zeitgeist ist zum Beispiel in unserer Kultur und Zivilisation, dass naturwissenschaftliches Denken und die daraus entwickelte Wissenschaft eine Autorität ist, die unser Denken extrem beeinflusst und uns zu einer Fortschrittsgläubigkeit geführt hat. Es hat sich jedoch immer wieder herausgestellt, dass Wissenschaft oft auch falsche Ergebnisse produziert. Als Kinder hatten wir schon das Spottlied gesungen: „Die Wissenschaft hat festgestellt, dass Cocacola Schnaps enthält". Und so ist es heute doch sehr häufig: Es kommt eine angeblich großartige neue wissenschaftliche Erkenntnis. Diese wird durch die Medien aufgebauscht und verdrängt das Erfahrungswissen. Wissenschaft verkleinert immer weiter die Wirklichkeit in kleine Portionen, und die Zusammenschau der kleinen Teile findet danach nicht mehr oder nur zögerlich statt.

Aber es entwickelt sich langsam eine integrative Medizin, die Naturheilkunde und Schulmedizin verbindet. Man hat sie bisher Komplementärmedizin (Ergänzungsmedizin) genannt. Es herrscht jedenfalls nicht mehr nur der Dualismus, der Gegensatz von Alternativ- und Schulmedizin. Inzwischen haben fast alle deutschen Universitäten eine naturheilkundliche Abteilung. Die Zusatzbezeichnung „Naturheilkunde“ bei Ärzten ist nur möglich, indem sie eine solche anerkannte Fortbildung betreiben. Das heißt, Erfahrungsheilkunde und Naturmedizin etablieren sich langsam in der Schulmedizin und erweitern den Horizont der Schulmedizin. Sie sind keine Gegensätze mehr. Ähnliches hatten wir ja im vergangenen Jahrhundert erlebt, als psychologische Aspekte von Krankheiten erst belacht und Psychosomatik als Quacksalberei angesehen wurden. Durch Sigmund Freud und viele andere hat sich das langsam verändert und entwickelt sich heute noch weiter. Mein eigener Hausarzt hat z.B. Strophanthin durch eine solche Zusatzfortbildung kennen gelernt.

Im ersten Teil dieses Buches erfuhren Sie, dass in Folge eines verlorenen Weltkrieges viele deutsche Errungenschaften verloren gingen, so auch Strophanthin. Da Dr. Kern die orale Anwendung wiederentdeckt und weiterentwickelt hatte, wollte Dr. Schmidsberger (Chefredakteur der Gesundheitsredaktion der damals renommierten Zeitschrift „Die Bunte“) den Verlust von Strophanthin nicht hinnehmen. Er schrieb 1971 eine sehr solide, lesenswerte und aufrüttelnde Artikelserie, die auf der Homepage www.strophantus.de, Menüpunkt „Dr. Schmidsberger“, im Original nachgelesen werden kann. Natürlich war diese Serie auf Sensation getrimmt. Es wurde sozusagen unterstellt, dass die Schulmedizin durch Nichtanwendung des Strophanthins mehr Tote und Leid zu verantworten habe als alle Weltkriege zusammen.

Es ist daher nur zu verständlich, dass die Schulmedizin immer wieder versucht, Naturheilkunde lächerlich zu machen, da sie als Konkurrenz angesehen wird. So auch bei Strophanthin. Es gelang der etablierten Medizin auf einer Tagung in Heidelberg unter Anwesenheit der Medien, Dr. Berthold Kern zu diskreditieren und lächerlich zu machen. Diese Tagung ging als Heidelberger Tribunal in die Medizingeschichte ein.

Das Buch von Dr. Schmidsberger „*Skandal Herzinfarkt*“ stellt eine hervorragende Zusammenfassung dieser Tagung dar und alle Strophanthin betreffenden Hintergründe dar. Darum ist ein kleines Kapitel dieses Buches hier im Anhang abgedruckt. Die Medizin ist ähnlich wie die katholische Religion sehr stark hierarchisch ausgerichtet, und wenn der oberste Boss der Mediziner, der mit der größten Reputation, in diesem Fall Prof. Schettler, behauptet, Strophanthin sei unwirksam und sogar schädlich, dann wird das von den untergeordneten Institutionen und Ärzten leider kritiklos so hingenommen. Es gibt Professoren und Fachleute, die die Wirkung von Strophanthin kennen, sich aber nicht trauen, damit zu arbeiten oder das auszusprechen, weil sie dann vom Establishment nicht ernst genommen und als Quacksalber diskreditiert werden würden.

Die üblichen Vorurteile, die Patienten bei ihren Ärzten in der Regel erfahren, sind, Strophanthin sei unwirksam, es sei giftig oder mache süchtig. Im günstigsten Fall erfährt der Patient: „Oh, Strophanthin, das habe ich früher viel verwendet, aber das ist doch von vorgestern. Man beleuchtet Häuser heute ja auch nicht mehr mit Petroleum, sondern mit etwas Modernerem. Wir haben auch in der Medizin heute Moderneres und Besseres“. Ja, so kann etwas Gutes leider verschwinden. Im Anschluss an dieses Heidelberger Tribunal konnten die Medien als Ergebnis berichten, Dr. Kern habe kläglich versagt, Strophanthin sei unwirksam, Strophanthin sei sogar schädlich. Gegen diese Behauptung, z. B. der Zeitschrift „Stern“, hat Dr. Schmidsberger Klage erhoben. Der folgende zermürbende Gutachterprozess, der acht Jahre dauerte, hatte ein interessantes Ergebnis. Die deutschen Gutachter, Mediziner und Pharmakologen, waren alle der Meinung, Strophanthin sei ein schlechtes Heilmittel mit unsicherer Resorption und unsicherer Wirkung. Allgemein vertrat man die Meinung, Strophanthin sei nur der kleine Bruder der Digitalis und habe lediglich eine schwächere Wirkung als das Herzglykosid Digitalis. Das stimmt sogar, was die Wirkung der Digitalis auf die Herzkraft, d.h. auf die Auswurfleistung angeht, auf die Inotropie. Da ist es tatsächlich der schwächere Bruder der Digitalis. Aber aufgrund dessen, dass Strophanthin noch eine ganz andere Wirkung hat, hat Dr. Kern den Begriff der Chemotrophie entwickelt. Danach hat Strophanthin auf den Chemismus, auf die Biochemie der Herzmuskelzelle eine zusätzliche andere Wirkung. Tatsächlich ist es so, dass die Herzzelle unter den sauren Stoffwechselprozessen erstickt, z.B. durch Überforderung oder geschwächt durch Vorerkrankungen oder insbesondere durch Stress. Also eine sympathikotone Überstimulierung, verbunden mit der Produktion von Adrenalin, das sich infolge von Stress und Belastung bildet. Diese Belastung kann sowohl durch körperliche, als auch durch seelische Überbeanspruchung entstehen. Natürlich steckt dahinter auch die erbliche oder erworbene Schwäche des Herzmuskels, das heißt ein durch frühere Krankheiten oder auch durch Gifte oder Herde vorgeschädigtes Herz erkrankt deshalb schneller. Chronischer Stress, das weiß inzwischen jeder Laie, macht krank in vielerlei Hinsicht und bringt den Stoffwechsel durcheinander. Jeder Muskel, der überfordert ist, überbeansprucht ist, entwickelt erstmal so etwas wie einen Muskelkater durch Milchsäureüberproduktion oder Laktat. Dadurch wird über einen besonderen biochemischen Prozess, die sogenannte anaerobe Gärung, Energie gewonnen. Das Herz wird sauer. Die Aufgabe des Parasympathikus mit dem Hauptnerv Vagus besteht darin, den Stress wieder abzubauen. Strophanthin stärkt den Vagus und hilft so, das Herz zu entsäuern.

Zurück zum Prozess. Die pharmakologischen Gutachter konnten mit ihren verworrenen und unzureichenden Darlegungen auf theoriewissenschaftlicher Ebene mit der Aussage „*es wird oral nicht resorbiert, deshalb kann es keine Wirkung haben*“ die Richter nicht überzeugen. Deshalb wurde ein weiterer Gutachter beauftragt, in der Person der naturheilkundlich orientierten renommierten Ärztin Frau Dr. Draczynsky. Sie stellte die bisherigen überzeugenden Anwendungsstudien und Erfahrungsberichte in einfacher, verständlicher Form zusammen. Insbesondere die placebokontrollierte Anwenderstudie von Dr. Belz und Prof. Schneider, die Bergwerksstudie von Grabka und Brembach, die Klinikstudie von Prof. Dohrmann und andere. Aufgrund dieser überzeugenden Anwendungsstudien, im Gegensatz zu theorethischen Überlegungen der vorangehenden Gutachter, wurde der „Stern" verurteilt, abwertende Äußerungen über Strophanthin in Zukunft zu unterlassen. Im Falle eines Verstoßes wurde eine Konventionalstrafe von 500 000 DM verhängt!! Sie haben richtig gelesen. Fünfhunderttausend. Tatsächlich haben der Stern und auch andere Zeitschriften nie wieder Ähnliches geschrieben – sie haben einfach gar nichts mehr geschrieben, Strophanthin sozusagen totgeschwiegen. Insofern half dieser Prozess leider, diese wertvolle Substanz in Vergessenheit geraten zu lassen. Verdammt auf der Fachebene durch das Heidelberger Tribunal und totgeschwiegen durch die Medien. Ich und einige andere wollen dazu beitragen, dass Strophanthin wiedererweckt wird. Bis dahin sollte für Sie ein alter Erfahrungsgrundsatz gelten: „Probieren geht über studieren". Ja, Sie können nichts falsch machen. Denn aus 150 Jahren Erfahrung ist es absolut sicher, dass es wirkt und verträglich ist mit allen anderen Medikamenten. Sie können also Strophanthin nehmen und alle schulmedizinischen Medikamente so lange weiternehmen, bis Sie merken, wie gut es Ihnen tut. Dann können Sie, am besten mit dem Arzt, der Ihnen Strophanthin verschrieben hat, überlegen, welche Medikamente Sie langsam weglassen können. Nach meinem Herzinfarkt vor 28 Jahren bekam auch ich fünf verschiedene Medikamente verordnet, die ich zum Teil widerwillig und zum Teil mit lebensbedrohlichen Nebenwirkungen eine Zeitlang genommen habe. Seit langem nehme ich nur noch Strodival, täglich dreimal zwei Kapseln. Eine Kapsel enthält 3mg., das entspricht 7 ca.Tropfen der 1,2%igen Tropfenform. In schwereren Fällen sollte man dreimal drei oder noch höher dosieren.

19

Studien

Dr. Salz konnte in einer placebokontrollierten Praxisstudie zeigen, dass mit Strophanthin 95% der Patienten eine subjektive Verbesserung ihres Befindens äußerten. Die Kontrollgruppe, die kein Strophanthin bekam, sondern eine bittere Scheinpille, zeigte keine Verbesserung. Statistisch ausgewertet wurde diese Studie von Prof. Schneider von der Hochschule Hannover. Eine sogar über die subjektive Verbesserung hinausgehende objektive Verbesserung zeigten 65% der Patienten, indem sich schon nach 14 Tagen ein besseres EKG ergab.

Dr. Grabka und Dr. Brembach konnten zeigen, dass in dem Bergwerk, wo sie Werksärzte waren, die herzanfallsbedingte Störung des Arbeitsablaufes durch nichtgeplante Ausfuhr aus der Tiefe um 80% abnahm und die Sterblichkeit um 94%, da gleich unten vor Ort die Erste Hilfe leistenden Arbeiter Strophanthin verabreichten. Diese ungeheure Verbesserung für die betroffenen Arbeiter, aber auch für das Bergwerk, wurde über zehn Jahre beobachtet, dokumentiert und veröffentlicht. Leider wurde nach Dienstende von Dr. Brembach, aufgrund der bekannten schulmedizinischen Verurteilung, diese Maßnahme nicht mehr weitergeführt. Die Wahrheit hat es oft sehr schwer. Trotzdem bin ich überzeugt, dass langfristig die Wahrheit und der gesunde Menschenverstand siegen werden. Schließlich werden deshalb heute auch keine Hexen mehr verbrannt. Ideologien und Dogmen, auch wissenschaftliche, können den gesunden Menschenverstand lange vernebeln, aber nicht auf Dauer.

Prof. Dohrmann in Berlin behandelte über zehn Jahre den akuten Herzinfarkt mit Strophanthin und Cortison und konnte damit die Sterblichkeit auf die Hälfte der damals üblichen Statistik reduzieren. Er sammelte Erfahrungen an 1.056 Patienten, dokumentierte und veröffentlichte sie. Patienten, die mit Angina pectoris, dem Vorstadium des Herzinfarktes, das Krankenhaus aufsuchten, überlebten alle und wurden in kürzester Zeit beschwerdefrei. Auch diese dokumentierte, eindeutig erfolgreiche Anwendung fiel dem Zeitgeist zum Opfer.

Die umfangreichste Anwendung und Darstellung über die Anwendung von Strophanthin liegt von Dr. Berthold Kern vor. In seinen 40 Berufsjahren gab es keinen einzigen tödlichen Herzinfarkt mehr. Voraussetzung: der Patient nahm regelmäßig sein Strophanthin. Alle diese Studien und viele mehr können auf meiner Homepage in Original nachgelesen werden.

20

Was kann Strophanthin noch und wo bekomme ich es her?

Strophanthin verhindert und verhütet absolut sicher einen tödlichen Herzinfarkt. Wenn nicht ausreichend Strophanthin genommen wird, kommen extrem selten noch leichtere, aber nicht tödliche Herzinfarkte vor. Deshalb sollte auch der regelmäßige Anwender, erst recht der Nichtanwender, in seiner Hosentasche oder/und Geldbeutel oder/und an seinem Autoschlüssel ein Döschen mit drei Pillen bei sich tragen, um im Falle eines Falles innerhalb von zehn Minuten seinen Herzanfall zu unterbinden. In Zukunft wird es eine Miniampulle für diesen Zweck geben. Außer dieser Hauptfähigkeit und Indikation kann Strophanthin aber noch viel mehr. Es greift in das vegetative Nervensystem ein, das alle Körperfunktionen steuert. Dort wirkt es als Mediator, als Ausgleich, als Harmonisierung. Die wichtigste Ursache, die das vegetative Nervensystem in Unordnung bringt, ist Stress. Deshalb hilft Strophanthin bei allen Krankheiten, die durch Stress verursacht oder mitverursacht sind, z.B. bei Bluthochdruck, Herzinsuffizienz, Herzrhythmusstörung, metabolisches Syndrom (Fettsucht), Depression, insbesondere der sog. Stressdepression, Diabetes, Demenz und Altersschwäche, insbesondere der Altersverwirrtheit. Denkbar sind noch viele andere Krankheiten. Man sollte deshalb viel öfter zusätzlich zu den ärztlichen Maßnahmen mit der Anwendung von Strophanthin experimentieren, zumal keine toxischen Nebenwirkungen bekannt sind. Immerhin gibt es auf diesem Gebiet einen Erfahrungsschatz von 150 Jahren.

Bleibt nur noch die Frage: woher bekomme ich dieses wunderbare Heilmittel? Jetzt wird es richtig schwierig. Wenn Sie Ihren Arzt fragen, wird er es mit 95% Wahrscheinlichkeit ablehnen und Sie zusätzlich verunsichern mit den erwähnten Argumenten. Allenfalls wird er sich überreden lassen, es zu verschreiben – leider ist Strophanthin in der allopathischen Form seit 1974, nachdem es als unwirksam erklärt wurde, verschreibungspflichtig. Wenn der Arzt schon über 60 Jahre alt ist, dann kennt er es noch aus seiner Ausbildung. Aber auch dann wird er zögern, da er keine Erfahrung mehr damit hat und es in seinen Leitlinien nicht mehr vorkommt. Naturheilkundlich oder anthroposophisch orientierte Ärzte sind eher ansprechbar.

Im Anhang finden Sie einen Auszug aus meiner Homepage www.strophantus.de, wo Sie viele Ärzte finden, die mit der Anwendung jahre-, zum Teil jahrzehntelange Erfahrung haben. Wenn Sie dann an Ihrem eigenen körperlichen und seelischen Empfinden und Befinden selbst erlebt haben, wie gut Ihnen Strophanthin tut, dann wäre es richtig, wenn Sie sich noch weiter mit dem Thema auseinander setzen. Hilfreich neben meiner Homepage ist das brillant recherchierte Buch von Rolf-Jürgen Petry *„Die Lösung des Herzinfarktproblems durch Strophanthin – eine pflanzliche Substanz ohne Nebenwirkungen*“. Auch das erwähnte Buch „Skandal Herzinfarkt“ ist bestens geeignet und kostenlos als Download im Internet zu lesen oder auszudrucken. Dann sind Sie gewappnet, mit IHREM Arzt zu verhandeln. Es wird trotzdem schwer, fast unmöglich sein. Auf jeden Fall aber sollten Sie Ihre Geschichte Ihrem Freund erzählen und allen, die es in Ihrer Umgebung brauchen könnten.

Zögern Sie nicht. Starten Sie – jetzt! Falls Sie sich dennoch nicht trauen, beginnen Sie mit dem verdünnten, homöopathischen Strophanthin, z.B. Strophaktiv oder Strophanthus D 4, das Sie rezeptfrei und kostengünstig in jeder Apotheke erhalten. Ich versichere Ihnen: Es wirkt in leichteren Fällen hervorragend, insbesondere bei „nervösen Herzbeschwerden“ und bei Stress.

21

Patienten berichten über ihre Erfahrungen mit Strophanthin

Hallo Herr Debusmann, nach nun etwas mehr als einem Jahr nach meinem Herzinfarkt möchte ich kurz meine Erfahrungen schildern. Ich war dann vier Wochen in Kur auf der Mettnau und danach einmal pro Woche in ambulanter Reha in Stuttgart. Während meiner Kur auf der Mettnau wurde ich dann medikamentös eingestellt auf ASS100, Betablocker, Cholesterinmittel und einem Mittel bzgl. des Stent. Diese habe ich nur ungern genommen, aber da ich keine wirkliche Alternative hatte zu dem Zeitpunkt, habe ich diese Medikamente genommen. Plus zusätzlich täglich 1000 mg Vitamin C und B-Komplex. Dann wurde ich durch einen Bekannten auf den Wirkstoff Strophanthin aufmerksam und dank Ihrer Hilfe und Unterstützung habe ich dann auch Kontakt mit Frau Dr. Kern-Benz in Stuttgart aufgenommen, die mich seitdem betreut. Ich nehme derzeit nur Strodival mr (2-1-2 d.h. zwei morgens, eine mittags und zwei abends) sowie weiter meine Vitamine C und B-Komplex. Ich fühle mich deutlich wohler und nicht mehr so schlapp wie zu dem Zeitpunkt mit den Betablockern. Das Cholesterin habe ich durch eine Ernährungsumstellung und Diätprogramm in einen normalen Bereich gebracht.

Ich möchte mich hiermit nochmals bei Ihnen für die schnelle Unterstützung und Hilfe bedanken und habe allen meinen „*Herz-Kollegen*" von der Kur den Wirkstoff Strophanthin wärmstens empfohlen.

Wolfgang B., 25.01.11

Die Mutter meiner Schwägerin kam mit einem Herzinfarkt auf die Intensivstation, wie üblich ohne Verabreichung von Strophanthin. Es wurde sofort nach Angiographie und in den folgenden Tagen stets schlechter statt besser. Bruder und Schwägerin fragten mich, ob die vorgeschlagene OP (Bypass + Herzklappe) angemessen sei. Meine Antwort: nein, zu riskant!

Die heimliche Gabe von Strodival mr (zwei bis drei Stück) bei einem jeden Besuch brachte erhebliche Besserung, wonach sie rasch auf eine Normalstation verlegt wurde. In Kürze wird sie entlassen, dann kann Strodival mr regelmäßig hoch dosiert verabreicht werden. Zu Beginn wäre natürlich besser gewesen, als sie heftige Schmerzen in der linken Brust mit Ausstrahlung in den linken Arm spürte: hier wären mit zwei bis drei Strodival/ perlingual, ggf. nach 15 Minuten wiederholt zwei bis drei, beste Chancen auf eine rasche und vollständige Genesung gewesen.

Es macht keinen Sinn, sich mit den Klinikärzten auf eine Diskussion um die Verabreichung von Strophanthin einzulassen. Dies würde etwa als out oder als alter Hut bezeichnet – sie wissen es nicht besser.

Dr. Rainer M., 04.12.2010

Auch ich kann nur positiv von Strophanthin berichten. Ich habe zurzeit täglichen Stress pur und dabei hilft mir diese Wunderpille ausgezeichnet, das alles zu überwinden. Gäbe es Strophanthin nicht, wäre ich Dauerpatient bei einem Kardiologen, der mich sicherlich mit Chemie versorgen würde u. mit Einweisungen fürs KH. Nein, danke.

Herrn Dr. Debusmann möchte ich nochmals danken für das netteTelefonat. Da ich bei Koblenz wohne, hat es sich ergeben, dass ich Herrn Dr. Eichele von der Schloßapotheke persönlich kennenlernen konnte. Genau wie Dr. Debusmann, ein Fachmann für

Strophanthin. Das Tollste ist, bei diesen freundlichen Herren gibt es keine langen Wartezeiten, hier wird Ihnen s o f o r t geholfen.

R. P. 20.03.2010

Sehr geehrter Herr Dr. Debusmann, nach einem Telefonat mit Ihnen nehme ich nun seit ca. sechs Wochen Strophanthin mr zweimal zwei Kapseln täglich ein. Seit ca. fünf Jahren litt ich an immer mehr zunehmenden Herzsymptomen, wie Druck, Atemnot, Angstgefühle, die ich aber nicht so ernst nahm.

Vor allem in Stresssituationen machten sich diese Beschwerden stärker bemerkbar. Durch Zufall wurde ich auf Strodival aufmerksam gemacht. Heute kann ich sagen, dass ich seit Einnahme von Strodival so gut wie keine o. g. Symptome mehr verspüre. Auch der Blutdruck, der vorher bei 160/100 lag befindet sich momentan bei einem Wert von 140/90. Die von mir durch ein Telefonat mit Ihnen geäußerten Bauchschmerzen sowie leichter Durchfall sind nun völlig verschwunden und meiner Meinung nach nicht auf die Einnahme von Strodival zurückzuführen. Vielen Dank noch für Ihre Hilfe.

H.M. 15.03.2010

Ich bin jetzt 62 Jahre alt. Seit zehn Jahren habe ich einen sehr hohen Puls (130 – 150) bei Aufregung, der einige Minuten anhält. Ignoriert. Dachte, alles wäre psychisch bedingt. Kardiologen aufgesucht. Kein Befund. Letzten Jahre leichte Depressionen. Angstzustände. Nicht mehr belastbar. Kaum in der Lage Auto zu fahren. Das Problem wurde nicht besser sondern es schaukelte sich immer mehr hoch. Ende 2009 weitere Untersuchungen, dabei wurde der Anfang einer Arteriosklerose festgestellt. Noch mehr Panik. Jede Kleinigkeit rief Panik/Angstzustände hervor. Zu der Zeit hat mein Ehemann sich in dieser Richtung eingehend belesen. Wir haben dann unsere Ernährung total umgestellt.

Dann stieß mein Mann auf Strophanthin. Nehme seit 14 Tagen Strophanthin zweimal täglich zwei Tabletten. Nach den ersten zwei Tabletten - ich kann es immer noch nicht fassen - habe ich die Nacht völlig ruhig durchgeschlafen. Überhaupt nichts mehr gespürt. Dachte schon, mein Herz schlägt nicht mehr. Ich habe trotz starker Belastungen (meine Tochter hat ihr Kind verloren) keine Panik-Attacken, kein Pulsrasen, kein Herzrasen mehr.

B. B. 14.03.2010

Viele weitere Berichte finden Sie auf meiner Homepage www. Strophantus.de, Menüpunkt Gästebuch.

22

In welcher Form gibt es Strophanthin?

Sprechen Sie mit Ihrem Arzt, ja, ringen Sie mit ihm. Zur Not bitten Sie ihn, es Ihnen als „Placebo“ zu verschreiben. Sowohl Privatrezept (alle Privatversicherungen erstatten es, außer der „Vereinigten“), als auch Kassenrezept sind möglich. In der Tropfenform spielen die Krankenkassen nicht mehr mit. Meist zögert der Kassenarzt. Er kann in seiner elektronischen roten Liste erkennen, dass es auf Versichertenkarte verschreibungsfähig ist (seit 1.8.2012 ist es aus der Liste gestrichen!). In der Start- und Probephase sollten bei der Bedeutung und der Gefahr, die durch Herzerkrankungen zu erwarten sind, die 30 Euro für hundert Kapseln keine Rolle spielen. Beobachten Sie gemeinsam mit Ihrem Arzt, was sich tut, und freuen Sie sich beide an dem Wunder Ihrer fortschreitenden Genesung. Im Idealfall ist das so. Ich habe jedoch die Erfahrung gemacht, dass Sie zur Not auch ohne Wissen Ihres Arztes handeln können. Wenn Sie aus eigenem Erleben erkennen, wie gut es Ihnen tut, sollten Sie sich weiter mit dem Wirkstoff auseinandersetzen, studieren und dann eventuell auf Augenhöhe mit Ihrem Arzt diskutieren. Notfalls wechseln Sie den Arzt, denn Sie haben die freie Arztwahl.

Es gab eine Fachinformation der Herstellerfirma Meda bezüglich Strodival, die ich besitze, aber nicht öffentlich zur Verfügung stellen darf. Selbst einem Arzt, wenn er diese und weitere Literatur anfordert, wird sie (leider) nicht zur Verfügung gestellt. Als Arzt jedoch konnte man sich bei Meda einloggen und die Fachinformation über die Homepage herunterladen. Dieser ist zu entnehmen, dass es einerseits viele angebliche Nebenwirkungen habe, dass das Medikament jedoch seit 150 Jahren keine wirklichen Nebenwirkungen und keine Wechselwirkungen mit anderen Medikamenten gezeigt habe. Die Gebrauchsanleitung, die der Medikamentenpackung beilag, berichtete über viele angebliche Nebenwirkungen, die aber nicht existieren, da fälschlicherweise Strophanthin mit Digitalis gleichgesetzt wird (Herzglykoside). Es ist in der offiziellen Pharmakologie noch nicht gelungen, den Unterschied zwischen beidem zu verankern, obwohl dieser Unterschied allen Spezialisten auf diesem Gebiet bekannt ist. Die wichtigste Wirkung ist die sehr schnelle körperliche und psychische Erleichterung. Eine Nebenwirkung könnte darin bestehen, dass es anregend wirkt wie eine ordentliche Tasse Kaffee („*Kaffeeschwips*"). Diese Beobachtung stammt von Dr. Berthold Kern, dem „Erfinder" der Strophanthin-Kapseln (damals noch Tabletten), aus seinem Buch „*Die orale Strophanthin-Behandlung*". Ich selbst nutze gerne zusätzlich die belebende Wirkung von Kaffee. Zum morgendlichen schnelleren Aufwachen nehme ich eine halbe Tablette Koffein pur, dann bin ich in fünf Minuten hellwach. Beim Kaffee habe ich meist Herzklopfen, bei den Koffeintabletten nicht. Koffein gibt es rezeptfrei in jeder Apotheke und ist im Prinzip billiger als eine Tasse Kaffee. Da ich jetzt auch mit k-Strophanthin experimentiert habe, konnte ich feststellen, dass dieses viel bitterer ist als das g-Strophanthin und mit weniger Tropfen schon die Wirkung auf das Herz erzielt wurde. Bei etwas zu vielen Tropfen trat tatsächlich die von Dr. Kern beobachtete Unruhe (Kaffeeschwips) auf.

Zurück zum Strophanthin. Die Menge, die benötigt wird, richtet sich immer nach dem Bedarf, d.h. nach Ihren Symptomen, nach Ihrem Gefühl. Man sollte sich zu Beginn in der Dosis einschleichen, um die einzige Nebenwirkung des Strophanthins zu vermeiden. Für manche Menschen nämlich ist Strophanthin derart scharf und bitter (ich selbst liebe den Geschmack), dass es die Schleimhäute im Mund, im Magen und im Darm unerträglich reizen und es zu Durchfall kommen kann. Im Mund kann es derart scharf sein, wenn man es aufbeißt, dass es eine Zeitlang den

Geschmack der Speisen verändern kann oder vorübergehend ein pelziges Gefühl im Mund entsteht. Das verschwindet aber nach einiger Zeit. Selten können auch Zähne empfindlich reagieren. Im Magen kann es durch die Schleimhautreizung zu Blähungen kommen.

Beginnen Sie mit einer Kapsel oder zwei Tropfen, z.B. 1,2%iger Lösung und steigern Sie alle zwei Tage um eine Kapsel oder um 2 Tropfen, bis Sie auf drei mal drei Kapseln oder drei mal 16 Tropfen angekommen sind. Das sollten Sie 14 Tage beibehalten, um dann mit Ihrem Strophanthin verschreibenden Arzt (nicht mit Ihrem normalen Hausarzt!) zu überlegen, ob man die Dosis reduzieren kann oder noch höher dosieren sollte (bis vier mal 40 Tropfen ist es trotzdem nicht mi Gefahr verbunden!) und/oder ob man dieses oder jenes Medikament ausschleichen kann. In der Regel können Sie nach einiger Zeit fast alle schulmedizinischen Medikamente, die üblicherweise eingenommen werden, weglassen.

Der Strophanthinanwender sollte mit mal mehr oder auch weniger Kapseln experimentieren – oder auch mit den Tropfen (Tinctura Strophanthi aus der Schlossapotheke Koblenz, oder der Apotheke am Markt in Ellwangen – auch nur über Rezept). Auch bei nur geringsten Symptomen einer Herz-Erkrankung sollten Sie nie ganz auf Strophanthin verzichten. Fast alle, die das versucht haben, hatten ein böses Erwachen. Solche Symptome können sein zum Beispiel: Schmerzen, Stechen, Ziehen, Bitzeln in der Brust, Anstrengung beim Treppensteigen, bei Wetterwechsel, Aufregung und anderen Sie belasteten Situationen. Im Allgemeinen nimmt man leider aus Vorsichtsgründen zu wenig. Nehmen Sie also lieber mehr. Achten Sie auf eventuelle Beinödeme (Wasser in den Beinen), Ihre Schlaflage (ein Herzkranker liegt nicht gerne links), Aufwachen in der Nacht usw.. Wie Sie erkennen können, sind das alles Symptome von Angina pectoris und Herzinsuffizienz.

Denkbar ist, dass Sie ein „Tagebuch" führen. Ein einfacher Schmierzettel genügt. Durch das Aufschreiben wird alles bewusster, und beim nächsten Arztbesuch haben Sie eine solide Gesprächsgrundlage.

In einem Notfall = Herzanfall = Herzschmerz sofort drei Kapseln aufbeißen oder öffnen (evtl. stellen verschiedene Apotheken wider Kapseln her, die nicht gebissen sondern durch auseinanderziehen geöffnet werden. Sie enthalten ein angenehm süßes Pulver). 10 Minuten im Mund einwirken lassen. Nicht schlucken! Notfalls dann noch einmal drei Kapseln öffnen oder entsprechend die hochdosierten Tropfen. Bei heftigen Schmerzen, die nach 10 Minuten nicht weniger oder weg sind, den Notarzt rufen. Oder sogar ihn gleich rufen. Verzichten Sie jedoch nicht auf die Strophanthineinnahme, auch wenn der Notarzteinsatz dann unnötig war.

Von einem Versuch mit den originalen Samenkörnern (Strophanthus gratus) rate ich vorerst ab, da sie sehr bitter und sehr scharf sind. Bei zu starker Reizung, aber auch zum Einstieg, rate ich zur homöopathischen Form. Was Sie nehmen und wie Sie es nehmen, ist immer abhängig vom Bedarf. Und der hängt einzig und allein von Ihrem durch Strophanthin erreichten Wohlbefinden ab.

Es wäre auch möglich, sich die Samenkörner zu besorgen (über Apotheke plus Rezept. Leider!), im Mörser zerdrücken und mit heißem Wasser aufbrühen. Der Tee aus 5 Körnern auf ca. 50ml. Wasser mit viel Honig ist erträglich und wirkt.

Ich persönlich meine, dass man mit geringer Dosis nicht nur gerade eben außerhalb der Gefahrenzone, sondern gewappnet sein sollte, wenn mehrere Stressoren zusammen kommen, die zur Katastrophe führen könnten. Bitte lieber etwas höher dosieren als zu gering.

Tinctura Strophanthi: Ganz wenige speziell ausgerüstete Apotheken können die uralt bewährte „Tinctura Strophanthi" herstellen. Derzeit sind es zwei. Die Apotheke mit der längsten Erfahrung mit der Herstellung und Wirkungsweise ist die Schlossapotheke in 56068 Koblenz, Schlossstraße 17, Tel. 0261 - 18439. Fax 0261 - 12449. Dr. Eichele freut sich, wenn er Ihnen behilflich sein kann. Rufen Sie ihn an.
Die Apotheke am Markt in Ellwangen, Marktplatz 18 stellt ebenfalls diese Tropfen her, und der Apotheker Jens Boving berät Sie bei auftretenden Fragen. Ich rate zu der 1,2%ige Lösung. Tel: 07961-2582

Die Tinctura Strophanthi ist seit ca. 1896 unbeanstandet in Gebrauch. Ihre Wirkung – ich habe es an mir selber ausprobiert – ist schnell und sicher, aber nicht so intensiv und kürzer als die Strophanthin-Kapseln. Dies wurde mir von Dr. Eichele bestätigt.

Jeder Arzt darf sie verschreiben, und jede Krankenkasse kann sie bezahlen (übliche Rezeptgebühr). Verschrieben wird es als: G-Strophanthin Tinktur 12 mg/ml 100 ml. Sie können sich merken: zehn Tropfen entsprechen dann zwei Kapseln. In Tropfenform ist es weniger scharf als in aufgebissener Kapselform. Noch sanfter ist es in der Konzentration 6 mg/ml, dann entsprächen 20 Tropfen zwei Kapseln. Über Nebenwirkungen bezüglich Darm (Durchfall) habe ich keine Erfahrungen, da Durchfall sowieso sehr selten auftritt. Ich rate immer dazu, sich mit der Dosis einzuschleichen, d.h. mit wenig zu beginnen und nach einigen Tagen sanft zu steigern.

Strophanthin Urtinktur: Die Firma Maros Arznei GmbH, 90765 Fürth-Bayern, Erlanger Str. 38, Tel. 0911 7565790 stellt eine ausgezeichnete Strophanthus gratus Urtinktur direkt aus den getrockneten Samen der Pflanze her. Diese Firma hat eine Jahrzehntelange Erfahrung in der Herstellung dieser und anderer Tinkturen. Sie ist wunderbar wirksam, weniger scharf und weniger bitter. Diese Urtinktur können Sie aus Ihrer Hausapotheke beziehen. Dabei müssen Sie aber erst einen Weg bahnen. Ihr Apotheker muss diese Urtinktur direkt bei der Firma Maros als sog. Kanisterware bestellen, und für Sie abfüllen. Eine Belieferung des Patienten durch Maros ist nicht möglich. Das bedeutet für Ihren Apotheker keinen großen Aufwand, und wenn Sie ihm versichern können, dass in Ihrer Umgebung noch andere Patienten Strophanthin benutzen, könnten Sie diese auch an Ihre Apotheke verweisen.

Eine weitere Urtinktur der Firma Spagyra aus Österreich (www.spagyra.at) wird zurzeit nicht hergestellt.

Etwas ganz besonderes ist die Urtinktur der Firma Teebrasil (www.teebrasil.com). Sie ist gut und rezeptfrei!!!

Homöopathisch: Es gibt Strophanthin auch in homöopathischer Form (z.B. Strophactiv der Firma Magnet Aktiv, oder auch Strophanthus D4). In der letzten Zeit habe ich sehr viel positive Rückmeldung erfahren. Es ist auch geeignet zum sanften Einstieg. Es gibt eine Studie, in der immerhin 60% der Patienten sogar eine EKG-Verbesserung zeigten.

23

Mögliche andere Anwendungen von Strophanthin

Es gibt theoretische Überlegungen, aber auch harte Daten, dass Strophanthin nicht nur und vorrangig dem Herz gut tut, sondern auch dem Gehirn, insbesondere dem älteren Menschen. Aus der „Rheumatiker Ambulanz“ der Medizinischen Poliklinik der Universität München (Direktor Prof. Dr. W. Seitz) schreibt Dr. R. Stoerger, Nürnberg, in der Medizinischen Monatsschrift 1968, Seite 396:

Mit anderen Autoren empfiehlt sich die Anwendung von Strophanthin, die die „Milch des Alters“ sei. Erstaunlicherweise werden oft delirante Zustände, Apathie, Dösigkeit, sogar Abfall der Gedächtnisleistung damit wirksam bekämpft.

Aus der psychiatrischen Klinik der Universität Düsseldorf, Direktor Prof. Dr. Fr. Panse, stellen Dr. Bergener und Dr. Neller in der Zeitschrift „Medizinischen Klinik“, 1966, Seite 473 fest:

Die klinische Erfahrung zeigt immer wieder, dass sich die psychischen Störungen bei Alterspatienten im Zusammenhang mit einer symptomarmen Herzschwäche bzw. gleichzeitig mit Infekten oder anderen somatischen Krankheitszuständen entwickeln. In der Mehrzahl der Fälle lässt sich durch eine früh einsetzende Strophanthinbehandlung zugleich mit der kardialen Rekompensation auch ein Ausgleich der zentralen Störungen ohne zusätzliche andersartige therapeutische Maßnahmen, abgesehen von einer im Einzelfall notwendigen antibiotischen Behandlung, erzielen.

Aus dem Wagner-Jauregg-Krankenhaus Linz (ärztlicher Leiter Univ. -Prof Dr. G. Hofmann) schreibt Dr. Hofmann in „akt. Gerontol“. 1980, Seite 243:

Großer Wert wird auf die Sanierung des Kreislaufes und der kardialen Situation gelegt. Unabhängig von der nachgewiesenen kardialen Insuffizienz verwenden wir auf jeden Fall Strophanthin oder ein Herzstützpräparat. Von Strophanthin ist die direkte durchblutungsfördernde Wirkung auf den Gehirnstoffwechsel nachgewiesen.

Genau diesen Nachweis erbrachte die Neurologische Universitätsklinik Wien in Zusammenarbeit mit medizinischer Statistik und Dokumentation und in Zusammenhang mit der zweiten Medizinischen Abteilung (Herzstation) des Hanusch-Krankenhauses in Wien, Doz. Dr. W. -D. Heiss, vom Hirnkreislauflaboratorium der Neurologischen Universitätsklinik Wien: Beeinflussbarkeit der Hirndurchblutung durch „Ouabain“. (Ouabain ist die internationale Bezeichnung für Strophanthin.)

Er schreibt in der „Wiener Klinischen Wochenschrift“ 1976, Seite 173:

Die klinische Erfahrung, dass Strophanthin bei Schlaganfall-Patienten einen therapeutischen Nutzen hat, wird durch die hier berichteten Ergebnisse gestützt. Unabhängig von der Grundkrankheit und gleichmäßig in mangelhaft und ausreichend versorgtem Hirngewebe, wird die Durchblutung durch Ouabain auch bei Fehlen einer manifesten kardialen Dekompensation, signifikant verbessert; der Effekt ist nach 15 Min. nach Ouabaingabe deutlich, aber auch noch nach 90 Minuten nachweisbar. Die Ergebnisse von Solti und Mitarbeitern, die mit der Stickoxydul-Methode Zunahmen der Hirndurchblutung nach Strophanthin beobachteten, wurden somit bestätigt und erweitert.

Anhang

24. Die Pille gegen den Herzinfarkt

(Auszug aus dem Buch „Skandal Herzinfarkt“ von Dr. Peter Schmidsberger. Im Original vollständig zu lesen, im Internet googeln „Skandal Herzinfarkt“)

„Sie verderben sich die Laufbahn!“

Es war empfindlich kalt in der Dachkammer, aber er merkte nichts davon. Er hatte zwei Pferdedecken so zugeschnitten und zusammengenäht, dass für den Kopf und für die Arme drei Löcher freiblieben. Der einzigen Sitzgelegenheit - einem ausrangierten Holzstuhl aus einer Kaserne - hatte er kurzerhand die Lehne abgesägt, weil die selbstgeschneiderte Kutte sonst nicht bis auf den Boden herabhängen konnte. Auf diese Weise erreichte er, dass ihn das verwaschen-braune Gewand vom Hals bis zu den Füßen einhüllte.

Weil der Wind durch die mit Zellwollstreifen und Rollglas notdürftig abgedichteten Fensteröffnungen pfiff, trug er unter dem Umhang sämtliche Militärklamotten, die er aus dem Kriege mitgebracht hatte. In den hohen Marschstiefeln steckten die Füße in mehreren Paar Socken. Seinen Kopf bedeckte ein verblichener Ohrenschützer. Unter der Kutte kam ein Kabel hervor. Dadurch wurde ein Heizöfchen unter dem Hocker mit Strom gespeist, jeden Tag für einige Stunden. Berthold Kern, Doktor der Medizin, 34 Jahre alt, Russland-Heimkehrer, ausgebombt, verbrachte den Winter 1945/46 in einer fremden, bombengeschädigten Dachkammer auf dem Killesberg in Stuttgart.

Am grünen Tisch in der Dachkammer entstand als Auftragsarbeit sein Lehrbuch „*Grundlagen der Inneren Medizin*“.

In jenen trostlosen Tagen des ersten Nachkriegswinters beschäftigte er sich mit den Krankheiten des Herzens - „dem königlichen Thema der Inneren Medizin", wie er hervorzuheben nicht müde wurde. Ihn beeindruckte wohl die Fülle der Einzeltatsachen, die auf diesem Gebiet erforscht und in den Fachbüchern zusammengetragen waren.

Weniger befriedigte ihn allerdings, wie er in seinen damaligen Briefen anmerkte, „die geistige Verarbeitung dieser Fakten zur Lehre“. Er kam zu dem Ergebnis, dass vieles davon „allein schon physikalisch unmöglich“ war.

Ein Wust von Gedankenlosigkeit

Dankbar äußerte er sich darüber, dass er „das unwahrscheinliche Glück“ habe, „hier ein Gebiet vorzufinden, auf dem seit Generationen ein riesiger Schatz an Einzelwissen unverarbeitet zusammengetragen ist“. Berthold Kern gelangte bei seiner Arbeit immer mehr zu der Überzeugung, auf eine Goldmine gestoßen zu sein: „Ich hatte niemals das Gefühl, etwas neuzuschaffen, sondern nur etwas freizulegen, was bisher unter einem Wust von Gedankenlosigkeit verborgen lag“.

Die Gedankenlosigkeit, die Dr. med. Berthold Kern in diesem Brief an seinen Vater anprangerte, war die Gedankenlosigkeit der Lehrer an den Hochschulen, der Professoren der Medizin. Zwar erntete jenes Erstlingswerk von 1946, die „*Grundlagen der Inneren Medizin*“, in Fachkreisen noch viel Lob.

Aber dann traf ihn der Bannstrahl der Autoritäten. Anlass war das Erscheinen seines zweiten Werkes von 1948, eines schmalen Buches mit dem Titel „*Die Herzinsuffizienz*“. Darin hatte er die im Herzkapitel seines Lehrbuchs dargestellten Erkenntnisse weiter ausgeführt und ergänzt und konsequent weiter gedacht. Es ist der Schlüssel zu allen späteren Arbeiten Kerns.

Herzinsuffizienz heißt Funktionsschwäche des Herzens. Und diese Funktionsschwäche ist das klassische Gebiet der Herzforscher. Nun wagte es ein unbekannter Assistenzarzt, ein Anfänger noch, an den Säulen dieses Lehrgebäudes zu rütteln, ja es sogar zum Einsturz bringen zu wollen. Denn die Kardiologen der ganzen Welt, so heißt es in dieser Schrift, hätten übersehen, dass es nicht nur eine, sondern insgesamt drei Insuffizienzformen des Herzens gebe. Und von der wichtigsten, der sogenannten Linksinsuffizienz, hätten sie bislang nicht einmal die Symptome beachtet...

Die Fachwelt erkannte, welche Throne wackelten

Der Autor hatte sich damit selber von einer etwaigen akademischen Karriere ausgeschlossen. Zwar war er, um nicht allzu verletzend zu wirken, vorsichtig gewesen, etwa indem er beim Widerlegen irrtümlicher Lehren die Namen ihrer prominenten Vertreter ungenannt ließ. Aber die Fachwelt erkannte sofort, welche Throne wackelten. Dem Autor war es auch klar: solche Versuche der Abmilderung konnten nicht verhindern, „dass dieses Werk unangenehm aufstößt". Er wusste es spätestens, als einer seiner Chefs ihn wohlwollend warnte: „Mit solchen Schriften verderben Sie sich Ihre Laufbahn!"

Dr. med. Berthold Kern avancierte nicht von vornherein zum Außenseiter. Er hat sich diese Rolle, gewissermaßen Szene für Szene, konsequent aufgebaut.

Die Milch der alten Leute

Auf einem Absatz der steilen Treppe, die zur dritten Etage des Hauses Augustenstraße Nr. 56 in Stuttgart führte, stand ein einsamer Stuhl. Denn die meisten der Patienten, die sich in die Arztpraxis im dritten Stock mühten, waren herzkrank, und es gab keinen Lift, der sie in die Praxis des Dr. Kern hätte transportieren können.

Der Rastplatz auf halber Höhe war so häufig besetzt, dass der Arzt darüber nachzusinnen begann, warum sich wohl so viele Herzkranke Stuttgarts ausgerechnet bei ihm ein Stelldichein gaben. Denn er fand bei seinen Patienten gerade die Symptome der beginnenden Linksinsuffizienz, der Funktionsschwäche des linken Herzens, in besonders vielen Fällen.

Aber bald gewann er die Überzeugung, dass nicht die Herzkranken bei ihm, sondern dass diese Herzkrankheiten bei der Bevölkerung in auffallend großer Menge auftraten.

Kern suchte deshalb nach einem Medikament, mit dem er diese Schäden, die Vorstufen der Herzschwäche, wirkungsvoll behandeln konnte. Zuerst wendete er das gebräuchliche Herzmittel Digitalis an, sah aber bei diesen Kranken oft sogar ihm unerklärliche Verschlechterungen; viele gaben an, dass sie dieses Medikament nicht vertrügen. Dagegen erlebte er mit Strophanthin, einem anderen Herzmittel, das bis heute der Digitalis als völlig gleichwertig gilt, überraschend gute Resultate und zufriedene Patienten. Wer einige Male damit behandelt worden war, musste bei einem nächsten Praxisbesuch den hilfreichen Stuhl im Zwischenstock nicht mehr benutzen.

Kein Herzmittel war früher in Deutschland so geschätzt worden wie Strophanthin. Deshalb war auch hier mehr Erfahrung und mehr Wissen über diese Arznei angesammelt worden als sonstwo in der Welt. Einer der Herz-Spezialisten brachte es auf die Formel: „Was Insulin für die Zuckerkranken, ist Strophanthin für die Herzkranken".

Die Ärzte nannten es die „Milch für die alten Leute" und wussten, dass es „auch dann noch hilft", wenn alle anderen Medikamente versagen. Strophanthin scheint in seiner Zusammensetzung einem körpereigenen Wirkstoff, vielleicht einem Hormon, ähnlich zu sein. In Leipzig hatte Professor Hermann Rein vor dem Zweiten Weltkrieg viel experimentiert, um diese Substanz, den „Herz-Kraftstoff" mit der Bezeichnung Hypoxie-Lienin zu finden. Im Tierversuch lässt sich die Ähnlichkeit dieser Substanz mit dem Strophanthin aufzeigen. Einem Hund wird die Leber herausoperiert, und das Tier stirbt dann nach wenigen Tagen. Denn weil der in der Milz erzeugte und in der Leber umgebaute Kraftstoff fehlt, tritt eine Herzschwäche ein, die sich zusehends verschlimmert. Verabreicht der Experimentator aber rechtzeitig Strophanthin, so arbeitet das Herz wieder normal: das fehlende Hypoxie-Lienin lässt sich durch Strophanthin ersetzen.

Seit mehr als 100 Jahren ist Strophanthin als herzwirksam bekannt, genau seit 1859, als der schottische Botaniker Dr. Kirk mit der Livingstone-Expedition in Südostafrika unterwegs war. Sein Interesse erweckte unter anderem das Pfeilgift Kombi, das aus dem Samen eines Strauches gewonnen wird. Kirk nahm eine Handvoll dieses Samens mit und packte ihn zu seinen Toilettenartikeln.

Zähneputzen gegen Herzschmerzen

Am nächsten Morgen beim Zähneputzen ärgerte er sich darüber, dass die mit dem Samen verunreinigte Zahnbürste bitter schmeckte. Doch kurz darauf - „immediately", wie er vermerkte - stutzte er. Er hatte während der letzten Tage an Herzschmerzen gelitten, und an diesem Tag waren sie besonders schlimm. Aber gleich nach dem Zähneputzen waren sie wie verflogen. Außerdem stellte er eine Verlangsamung seines Pulses fest.

Dr. Kirk war ein guter Beobachter. Er wiederholte das ungewollte Experiment immer dann, wenn er Herzbeschwerden hatte. Und jedesmal verzeichnete er den gleichen Erfolg. Deshalb nahm er auf die Heimreise einige Töpfe des zu einem wässrigen Brei zerstoßenen Strophanthus-Samens mit, den die Eingeborenen auf ihre Pfeilspitzen strichen. Er war der Überzeugung, eine neue Heilpflanze entdeckt zu haben, und er sollte recht behalten.

Der schottische Arzt Dr. Fraser isolierte aus dem Samen die Herzglykoside, jene Wirkstoffe also, denen die günstige Herzwirkung zuzuschreiben ist. 1885 brachte er, nach langen Beobachtungen an Kranken, die Tinctura Strophanthi heraus. Das Medikament setzte sich rasch durch, und bereits nach fünf Jahren waren schon mehr als 100 Publikationen über oral, also durch den Mund verabreichtes Strophanthin erschienen, wobei man berücksichtigen muss, dass zu jener Zeit bei weitem noch nicht so viele wissenschaftliche Arbeiten veröffentlicht wurden wie heute. Besonders rühmte man die rasche Wirksamkeit und die nur minimal nachteiligen Wirkungen auf das Herz.

Zu Beginn des 20. Jahrhundert kam es zur Entwicklung der intravenösen Verabreichung. Professor Albert Fraenkel setzte sie an den Kliniken durch. Wie das geschah, ist eine Geschichte für sich: Der Ordinarius der Straßburger Universität, Professor Ludolf Krehl, eine medizinische Kapazität von hohem Rang, gestattete einem unbekannten Dorfarzt auf seiner Station, an seinen Patienten eine neue Therapie auszuprobieren.

Über den Erfolg dieser intravenösen Strophanthin-Injektionen an bisher unheilbar Schwerkranken berichtete Albert Fraenkel 1906 in einem berühmt gewordenen Vortrag auf dem Kongress für Innere Medizin in Wiesbaden: „Von der internen Therapie her sind wir an das allmähliche Eintreten der Digitaliswirkung gewöhnt, die wir nach Zeit und Intensität nie genau voraussagen können.

Hier stehen wir vor einer Wirkung, die innerhalb drei bis vier Minuten einsetzt und die wir beherrschen. Unter unseren Augen vollzieht sich das Umschalten des pathologischen Kreislaufes zur Norm. Der Puls des Kranken wird voller, seine Atmung langsamer, und eine Harnflut bricht los, wie wir sie in solch kurzer Zeit bisher auf keinem Wege erreichen konnten".

Die Spritze wird zum Hindernis

Seitdem war es allgemein üblich geworden, Strophanthin nur noch intravenös zu verabreichen, und auch Dr. Kern wandte diese Methode an. Im Laufe der Zeit erwies sich diese Form der Verabreichung aber als nicht weiterhin durchführbar, weil insbesondere Patienten mit stark vorgeschädigtem Herzen zu oft gespritzt werden mussten.

Das ging schon aus zeitlichen Gründen nicht, außerdem waren den Kranken mehrmalige Injektionen während eines jeden Tages auf die Dauer nicht zuzumuten. Ein Ausweg war nur durch eine Anwendung in Tropfen- und Tablettenform zu suchen, und Dr. Kern stellte beim Literaturstudium fest, dass diese orale Form der Verabreichung über Jahrzehnte hinweg mit Erfolg gehandhabt worden war.

Schließlich fand er die Unterstützung eines großen pharmazeutischen Unternehmens. Die Firma Boehringer-Mannheim, die schon eng mit Professor Fraenkel zusammengearbeitet hatte, erklärte sich bereit, ein orales Strophanthinpräparat auf den Markt zu bringen. „Bei der Entwicklung der Strophanthin-Tabletten wurde sehr viel probiert", schilderte Dr. Kern später. „Es wurden härtere, es wurden weichere Tabletten hergestellt, mit verschiedenem Material, mit verschiedenem Pressdruck." Er hatte damals aus seinen Patienten einen Stamm „herangezüchtet", bei dem die Symptome rasch ansprachen, so dass die Wirkung prüfbar war. Auf diese Weise konnte er testen, wie gut die unterschiedlichen Chargen wirkten. Als Ergebnis wurde schließlich das „Strophoral“ auf den Markt gebracht, Strophanthin in Tropfen- und Tablettenform.

Die Erfolge mit Strophanthin-Pillen und -Tropfen waren erstaunlich gut. Es zeigte sich, dass damit noch geringere Nebenwirkungen auftraten als bei intravenöser Verabreichung. Kern nahm an, dass das langsame Anfluten des Medikaments mit dem Blut zum Herzen - im Gegensatz zu der stoßartigen Wirkung bei der Injektion – sich besonders günstig auswirkte. 1951 erschien Kerns Buch „Die orale Strophanthin-Behandlung“, in dem er seine Erfahrungen an 150 Fällen umfassend darstellte.

> In diesen Jahren ab 1947 beobachtete der Stuttgarter Arzt zu seiner Überraschung, dass bei seinen Klienten Angina-Pectoris-Anfälle (wörtlich: Brust-Enge, sehr schmerzhafte Herzanfälle, als Vorstufe des Herzinfarktes angesehen) ausblieben und dass kaum noch einmal ein Herzinfarkt auftrat.

Gerade in jener Zeit nahm aber überall sonst die Zahl der Herzinfarkte sprunghaft zu. Warum blieben sie in seiner Praxis aus? Liefen die Infarktgefährdeten einfach von ihm weg? Wollten sie ihm das furchtbare Ereignis ersparen und lieber einen anderen Arzt damit belasten, der ihnen ebensowenig helfen konnte? War es ein Suggestiveffekt? Aber warum trat er dann immer nur unter Strophanthin, nie unter Digitalis auf? Oder war es immer nur Zufall? Das gab alles keinen Sinn. Die Tatsache, dass andere Ärzte, die ebenso wie Dr. Kern Strophanthin zur Herzbehandlung einsetzten, gleichfalls kaum noch Infarkte bei ihren Patienten erlebten, gab Anlass zu fruchtbarem Nachdenken.

Lag es also an diesem Medikament? War damit etwa noch viel mehr zu erreichen, als jene Schäden zu korrigieren, die allmählich zur Herzschwäche führten?

Und wieder wurde Dr. Kern in der Literatur fündig. Die beste Bestätigung für seine These, dass Strophanthin ein Mittel gegen Angina Pectoris und Herzinfarkt sein könnte, fand er in den Veröffentlichungen von Professor Ernst Edens. Dieser Düsseldorfer Kliniker hatte seit 1929 15 Jahre lang Herzkranke mit Strophanthin behandelt. Es waren besonders arge Fälle von Angina Pectoris und von Infarkt-Kranken, deren er sich hatte annehmen müssen, berufsunfähige Schwerkranke, die jahrelang ohne Erfolg behandelt worden waren.

„Strophanthin beugt dem Infarkt vor“

Edens verabreichte ausschließlich Strophanthin, zumeist intravenös, aber auch rektal. Oft schon nach wenigen Tagen, spätestens nach zwei Wochen, war der größte Teil der Patienten beschwerdefrei. Einige berichteten noch über leichte Schmerzen, die aber erträglich waren. Allerdings hatte der Herzmuskel dieser Patienten bereits einen Dauerschaden erlitten, der nicht mehr rückgängig zu machen war. Die Patienten brauchten deshalb das Medikament ständig weiter. Wurde es für einige Zeit abgesetzt, kamen die Anfälle wieder. Auf neuerliche Behandlung mit Strophanthin trat der gleiche gute Erfolg ein.

Professor Edens war aufgrund dieser Erfahrungen zu der Überzeugung gekommen, dass von allen Behandlungsmethoden *„Strophanthin am wirksamsten dem Infarkt vorbeugt“.* Er konnte jedoch nicht ahnen, welche Bedeutung seine Aussage einmal erlangen sollte. Denn damals war der Herzinfarkt eine noch seltene Erkrankung, und nichts wies darauf hin, dass sie einmal epidemische Ausmaße annehmen würde.

Deshalb wurde seinen Feststellungen auch wenig Beachtung geschenkt, bis infolge des rapiden Ansteigens der Erkrankungs- und Todesziffern durch Herzinfarkt die Zeit dafür reif geworden war: bis ein nachdenklich gewordener Arzt diesen längst vergessenen Erfahrungsschatz entdeckte.

Was er da fand, elektrisierte ihn. Er war auf eine detaillierte Bestätigung seiner eigenen Beobachtungen gestoßen. Die Strophanthin-Tablette, die er gemeinsam mit der pharmazeutischen Großfirma entwickelt hatte, war sie die Pille gegen den Herzinfarkt?

Einige Thesen aus Dr. Kerns Forschungen:

Es ist bekannt, dass die Arteriosklerose Gefäße in allen Bereichen des Körpers in Mitleidenschaft zieht. Wäre sie infarktauslösend, dann müssten demnach 83 Prozent aller Infarkte in der Muskulatur und im Bauchraum vorkommen, 13 Prozent im Hals- und Kopfbereich, aber nur vier Prozent im Herzen. Die Wirklichkeit ist aber anders, denn Infarkte treten fast nur im Herzen auf. Fast ausschließlich sogar nur in der linken Herzhälfte, die rechte bleibt trotz gleicher Arteriosklerose infarktfrei!

Man kann das Problem auch anders herum angehen:

Innerhalb der letzten 40 Jahre hat die Arteriosklerose nur unbedeutend zugenommen. Und die Zahl der Herzinfarkte? Der Zuwachs dürfte mehr als das Hundertfache betragen. Wird auf diese Weise nicht auch die Korrelation in Frage gestellt?

25. Die Vorteile von Strophanthin

Es ist körperlich gut verträglich, über die Zunge eingenommen sofort bioverfügbar und vergleichsweise kostengünstig. Auch kann es von jedem in einfachster Handhabung angewendet werden, vorbeugend, im Notfall und auch zur Nachbehandlung. Nur selten gibt es Nebenwirkungen. Strophanthin-Kenner Wieland Debusmann: „Dann wirkt es scharf im Mund, ähnlich wie Pepperoni, oder der Darm reagiert mit Durchfall.“ In einem solchen Fall soll man das Mittel kurz absetzen, so seine Empfehlung, bis die Darmprobleme weg sind, und dann wieder einschleichend nehmen.

Oral eingenommenes Strophanthin zeigt laut Studien vor allem folgende Wirkungen:

- Verbesserung der Oxidation von Milchsäure im Herzmuskel
- Anhebung des pH-Werts (Verminderung der Säurebelastung)
- Verhinderung eines Kalium-Verlustes
- Verbesserung der Oxidation von Fettsäuren
- Steigerung der Leistungskraft
- Verhinderung der Herzhypertrophie

(Zitiert nach Wolfgang Spieß, Herausgeber der Zeitschrift „Vital Journal“)

26. Strophanthin – durch wen erhältlich?

(Auszug aus der Homepage www.strophantus.de, dort finden Sie weitere Adressen)

Es gäbe noch viel zu sagen. Erfahrungsgemäß treten Fragen erst während der Behandlung auf. **Ich rate vorerst davon ab, Ihren Arzt oder Kardiologen zu befragen, sie haben in der Regel keine Erfahrung und kein Wissen darüber und raten deshalb ab oder stellen Strophanthin als gefährlich dar.** Wenn Sie kompetenten Rat brauchen, wenden Sie sich zum Beispiel an die hier angeführten Ärzte.

Folgende Ärzte (nach Postleitzahlen geordnet) verschreiben Ihnen Strophanthin, zum Teil auch telefonisch. Einige Ärzte verschreiben nur, wenn Sie die Praxis aufsuchen:

04109 Leipzig: Dr. med. Matthias Freutsmiedl, Facharzt für Allgemeinmedizin, Notfallmedizin, Homöopathie, Praxis für Ganzheitsmedizin & Prävention, Käthe- Kollwitz-Str. 69, Tel. 0341- 2 53 58 67, E-Mail: info@ganzmed.eu. Homepage: www.ganzmed.eu. Dr. Freutsmiedl möchte Sie in seiner Privatpraxis untersuchen, dann kann er Sie beraten und ein Privatrezept ausstellen.

14109 Berlin: Abteilung für Naturheilkunde am Immanuel Krankenhaus (eine Abteilung der Charité) unter Leitung von **Prof. Dr. Andreas Michalsen** (er ist auch Inhaber der Stiftungsprofessur für klinische Naturheilkunde am Institut für Sozialmedizin, Epidemiologie und Gesundheitsökonomie der Charité-Universitätsmedizin Berlin-Hochschulambulanz), Am Kleinen Wannsee 5, Haus 6, Tel. 030-80505 691 oder 614. Hier werden Sie kompetent beraten, z.B. durch den Naturarzt **Yatin Shah**. Die Charité plant eine Studie über die Wirksamkeit des Strophanthins. Herr Yatin Shah hat über Strophanthin eine Dissertation geschrieben, die in Kürze erscheinen wird. Schon jetzt ist aber die Quintessenz daraus in der *Zeitschrift für Erfahrungs-*

heilkunde 2/2011veröffentlicht worden. Ist als Einstieg sehr lesenswert, zu finden auf der Website www.strophantus.de, Menüpunkt „Erfahrungen", dort Untermenüpunkt „Yatin Shah" mit dem Artikel „Europas größtes Naturheilkundezentrum ist in Berlin" und dem zweiteiligen Aufsatz von Yatin Shah „Strophanthin – ein besonderes Herzglykosid".

20249 Hamburg: Dr. med. Géza János, Tel. 040-471 946 61, Fax -471 946 62, E-Mail: praxis@dr-janos.de, Homepage: www.dr-janos.de. Dieser vorzügliche Arzt für Ganzheitsmedizin wird Sie gerne beraten und Ihnen mit einem Privatrezept helfen. Erfragen Sie mit einem Anruf, was es kosten würde.

20255 Hamburg: Dr. Knut Sroka, Arzt für Allgemeinmedizin, Akupunktur, Stellinger Weg 47, Tel. 040-4918398. Rein telefonische Beratungen und Verschreibungen sind nicht seine Sache, er möchte die Patienten wenn möglich bei sich im Sprechzimmer kennenlernen. Dr. Knut Sroka hat mehrere Bücher über Herzinfarkt geschrieben, zuletzt das Buch „Herzinfarkt, neue Wege". Mir imponieren besonders seine Kompetenz, seine mitfühlende Menschlichkeit und sein soziales Engagement. Er ist zum Beispiel Gründungsmitglied der deutschen Sektion „Ärzte gegen den Atomkrieg", deren Arbeit durch den Friedensnobelpreis gewürdigt wurde. Hier geht's zu seiner wunderbaren Homepage: www.herzinfarkt-alternativen.de.

22587 Hamburg: Dr. med. Frank Sievers, Internist, biologische Medizin, Hasenhöhe 1, Tel. 040-86 92 98, Fax -862547. Seine Homepage ist hochinteressant: www.naturheilarzt.de. Er kennt sich mit Strophanthin sehr gut aus und kann Sie sehr individuell beraten.

24582 Wattenbek: Dr. med. Helmut Völkner, Tulpenweg 11, Tel. 04322-1808. Dr. Völkner ist ein wirklich erfahrener Anwender von Strophanthin, er verschreibt das Mittel auf Privatrezept (adressierten Rückumschlag beilegen). Er berät Sie auf Wunsch gerne ausführlich. Über sein eigenes Erleben mit zwei Infarkten und einer Bypassoperation schrieb er vor Jahren einen ausführlichen Bericht, und er macht Mut zur Selbstmedikation.

31542 Bad Nenndorf: Frau **Dr. med. Bärbel Schick**, Hauptstraße 59, Klinik Niedersachsen, Tel. 05723-707165, Mobil: 0172/5104718, E-Mail: baerbel.schick@online.de, Homepage: www.neuraltherapie-schick.de

34471 Volkmarsen-Külte (liegt ca. 40 km westlich von Kassel), Frau **Dr. med. Ingeborg Debes**, Auf'm Hakenberg 11a, Tel. 05691-7740. Frau Debes ist Kardiologin, berät Sie gerne und verschreibt Ihnen Strodival mr über Privatrezept. Sie hat auch Erfahrung mit dem homöopathischen, nicht verschreibungspflichtigen Strophanthin, z.B. Strophactiv.

36129 Gersfeld/Röhn: Dr. med. Jürgen Freiherr von Rosen, Fritz-Stamer-Straße 11, Tel. 06654-160, E-Mail: info@schloss-klinik.de. Er betreibt seit Jahrzehnten (inzwischen unterstützt von seinem Sohn Dr. Martin Freiherr von Rosen) eine naturheilkundlich-ganzheitliche Praxis (http://www.praxis-rosen.de/) und eine vorbildliche Privatklinik (http://www.schloss-klinik.de/) in Gersfeld in der Rhön. Er kennt und verwendet Strophanthin seit Jahrzehnten. Sein Schwerpunkt liegt in der intravenösen Anwendung, welche sich bei einem stationären Aufenthalt natürlich anbietet. Er verschreibt auch Strodival mr, aber nur, wenn er Sie persönlich in seiner Praxis kennen lernen und untersuchen konnte.

39319 Jerichow: **Frank Buff**, frankbuff@web.de, Arzt für Psychiatrie und Nervenheilkunde, ehemaliger Heilpraktiker. Er berät Sie gerne telefonisch nach erster Kontaktaufnahme per E-

Mail und stellt Ihnen ein Privatrezept aus. Er kennt Strophanthin schon lange und nimmt es auch selbst.

42899 Remscheid: Walter Steege, Eisernsteinstraße 16, Tel. 02191-56989, Fax -55628, E-Mail: carsten-steege@web.de. Er ist Facharzt für Allgemeinmedizin, Psychotherapie und Naturheilkunde. Herr Steege kennt Strophanthin und seine Wirkung seit seiner Ausbildung. Ob er es Ihnen auf Krankenversichertenkarte verordnet und/oder gar telefonisch, müssen Sie bei ihm erfragen.

56170 Bendorf: Dr. med. Arnold Weidel, Merowingerweg 1, Tel. 02622-156 22, E-Mail: dr.a.weidel@web.de. Dr. Weidel kennt und schätzt seit vielen Jahren die überzeugende Wirkung von Strophanthin. Er verschreibt es Ihnen als Privatrezept. Wenn möglich besuchen Sie ihn bitte in seiner Praxis. Im Ausnahmefall ist er auch bereit, Ihnen telefonisch weiter zu helfen. Dr. Weidel ist Facharzt für Allgemeinmedizin und beschäftigt sich mit alternativen Heilmethoden, insbesondere als Schmerztherapeut (manuelle Medizin, Akupunktur).

61231 Bad Nauheim: Dr. Peter Hain, Ludwigstr. 41. Tel. 06032 999-5820, Fax - 5827, E-Mail: p.hain@reha.kerckhoff-klinik.de. Dr. Hain ist der Leiter der Abteilung für Ganzheitliche Kardiologie und Naturheilverfahren am Kerckhoff-Rehabilitations-Zentrum.

64385 Reichelsheim: Dr. med. Anke Persson, Am Schafacker 9b, Tel. 06164-503366. Sie ist Fachfrau für Homöopathie und Naturheilverfahren, deshalb auch sehr aufgeschlossen für Strophanthin. Auf ihrer Webseite http://www.dr-anke-persson.de erfahren Sie mehr, Sie können sich auch per E-Mail an sie wenden: anke.persson@t-online.de . Sie führt eine reine Privatpraxis und stellt Ihnen gern ein Privatrezept aus, die Abrechnung über Chipkarte ist leider nicht möglich.

65812 Bad Soden am Taunus: Dr. Marion Abeling, Waldstr. 9, Tel. 06196-651610, E-Mail: marion-abeling@t-online.de, Fachärztin für Anästhesiologie mit Schwerpunkt Schmerzbehandlung, Kinesiologie, Sie kennt und schätzt die Wirkung von Strophanthin.

66879 Reichenbach-Steegen: Dr. Eicke Heinicke, Hauptstr. 83. Tel. 06385-99066, E-Mail: heinicke@im-puls.info, Allgemeinmedizin, Anästhesiologie, Naturheilverfahren, Manuelle Medizin/Chirotherapie. Sie verschreibt Ihnen ebenfalls Strophanthin.

70178 Stuttgart: Waltraud Kern-Benz, Reinsburgstr. 35 a, Tel. 0711-616495, Fax -610013. Die Tochter des Entwicklers des perlingualen Strophanthins (Dr. Berthold Kern, der die Resorption über die Zunge und Mundschleimhaut „erfunden" hat) berät Sie gerne und verschreibt es Ihnen. Vater und Tochter haben insgesamt siebzig Jahre Erfahrung.

71540 Murrhardt: Rainer Soeder, Arzt für Allgemeinmedizin, Höschbachstr. 51, Tel. 07192 – 20329, Fax -934345, E-Mail: heinle_soeder@web.de. Er hat als anthroposophischer Arzt eine große Erfahrung mit Strophanthin und sehr viel Einfühlungsvermögen und Hingabe zu seinen Patienten.

73087 Bad Boll: Dr. Johannes Freiherr von Redwitz, Erlengarten 3, Tel. 07164-130311, Fax -130312, www.dr-v-redwitz.de. Er ist ein naturheilkundlich anthroposophisch orientierter Arzt mit langer Strophanthinerfahrung. Er verschreibt Ihnen Strophanthin, wenn Sie ihn in seiner Praxis aufsuchen.

80801 München: Dr. Norbert Kriegisch, Hohenstauferstr. 1, Tel. 089-335337, verschreibt Strophanthin. Er hat gute Erfahrungen gerade bei älteren, aber auch jungen Patienten, z.B. mit cerebralen Durchblutungsstörungen, Kreislaufproblemen und Gedächtnisschwächen. Er testet die Anwendung vorher kinesiologisch aus.

82467 Garmisch-Partenkirchen: Herr Anton Gräupner, Bahnhofstr. 36, Tel. 08821-57646, http://www.arztpraxis-graeupner.de/. Der Arzt für Naturheilverfahren mit 15-jähriger Erfahrung hat die Behandlung mit Strophanthin zum Schwerpunkt seiner Praxis entwickelt und verschreibt Strophanthin auf Privatrezept. In besonderen sozialen Härtefällen und bei eingeschränkter Indikation (da leider nur für Herzinsuffizienz zugelassen) ist auch die Verschreibung auf Krankenversichertenkarte möglich. Rufen Sie dort an, und man sagt Ihnen dann, wie es funktioniert.

88138 Hergensweiler: Dr. Hans Thiessen, Sennereiweg 3, Tel. 08388-204. Dr.Thiessen ist Facharzt für Allgemeinmedizin und Chiropraktik und kennt Strophanthin seit 30 Jahren. Er verschreibt es Ihnen privat und bei entsprechender Indikation (Herzinsuffizienz) auch auf Kasse. Zur Erstverschreibung sollten Sie bei ihm vorbeischauen.

88212 Ravensburg: Rainer Wyslich, Schussenstraße 2, Tel. 0751-3524663, Fax -3524664, www.ganzheitliche-heilung-rv.de, r.wyslich@web.de, privatärztliche Praxis.
Seine Tätigkeitsschwerpunkte sind: biologische Tumortherapie, sanfte Herzheilkunde, Anti-Aging-Medizin, Ayurveda, Energiemedizin, Colonhydrotherapie. Sie sollten ihn in seiner Praxis aufsuchen.

88239 Wangen im Allgäu: Dr. Andreas Thum, Herrenstraße 31, Tel. 07522-912708, http://www.drandreasthum.de. Der Facharzt für Orthopädie (Privatarzt) verschreibt Ihnen Strophanthin, jedoch nur nach ärztlicher Untersuchung in seiner Praxis und entsprechender Indikation. Empfehlenswert ist seine Webseite. Ich kenne keine bessere zu diesem Thema.

94405 Landau/Isar: Dr. Günter Werner, Theresienhöhe 45, Tel. 09951-601275, ist ebenfalls bereit, Ihnen ein Rezept für Strophanthin auszustellen..

96047 Bamberg: Dr. Berndt Rieger, Markusstraße 5, Tel. 0951-91 799 44, E-Mail: zentrumTEM@gmx.de. Er ist ein naturheilkundlicher und homöopathischer Topfachmann, hat viele Beratungsbücher geschrieben, u.a. ein Buch „Herzgesundheit - alle Heilbehandlungen kennen und individuell nutzen“. Dort Seite 85: „Strophanthin verbessert die Durchblutung des Herzens und wirkt stresslindernd.“ Er hat einen Online-Beratungsdienst eingerichtet. Dr. Rieger betreibt das Zentrum für Traditionelle Europäische Medizin in Bamberg und stellt Ihnen bei Bedarf nach Besuch in seiner Praxis ein Rezept aus.

96450 Coburg: Dr. med. Thomas Scheller, Praktischer Arzt, Heimatring 56. Tel. 09561-30711, Fax -30003, E-Mail: dr.scheller@t-online.de. Als Arzt für Naturheilverfahren kennt und schätzt Dr. Scheller das Strophanthin und ist bereit, es Ihnen privat oder bei entsprechender Indikation auch auf Versichertenkarte zu verschreiben. Dr. Scheller arbeitet noch nicht sehr lange aktiv mit diesem wunderbaren Wirkstoff. Da er aber mit mir in Verbindung steht, können wir unsere Erfahrungen austauschen.

97450 Arnstein: Dr. Leonhard Wecker, Thüringer Str. 13, Tel. 09363-5051, E-Mail: L.Wecker@gmx.de. Dr. Wecker praktiziert als Arzt für ambulante Operationen, Hausarzt, Arzt für Homöopathie und praktischer Arzt. Er stellt Ihnen gerne ein Strophanthinrezept aus.

97517 Rannungen: Dr. Waldemar Weber, Ringstraße 19, Tel. 09738 – 219, E-Mail: post@dr-w-weber.de. Auch von ihm bekommen Sie ein Rezept. Er hat bereits vor 27 Jahren erste Erfahrungen mit Strophanthin sammeln können und verschreibt es Ihnen gerne.

99518 Rannstedt, Thüringen: Dr. Lutz Riedel, Dorfstr. 21, Tel. 03 64 63-4 03 18. Für Patienten aus den neuen Bundesländern, aber natürlich nicht nur von dort, hat sich der Allgemeinmediziner bereit erklärt, Strophanthin zu verschreiben, auch auf Krankenversichertenkarte. Dort war die Anwendung von Strophanthin noch sehr viel länger in Gebrauch als im Westen. Grund dafür war ein großartiger Wissenschaftler aus Dresden, Prof. Dr. Manfred von Ardenne, bekannt durch seine Sauerstoff-Mehrschritt-Therapie, der den vielfältigen wissenschaftlichen Hintergrund bearbeitet hat und ein absoluter Strophanthinbefürworter war.

Jede Apotheke besorgt Ihnen über Nacht, nach Vorlage des Rezeptes, Ihr Medikament (100 Kapseln als Privatpatient ca. 30 Euro, mit Versichertenkarte die übliche Zuzahlung). (Anm. d. Red.: Zur Zeit werden keine Kapseln hergestellt, so dass auf die in den unten genannten Apotheken angebotenen Tropfen ausgewichen werden muss.)

Neue Ergänzungen mit Adressen in Ihrer Nähe finden Sie auf meiner Internetseite: www.strophantus.de

<u>Zum Bezug von Strophanthin</u>

Die längste Erfahrung mit der Herstellung und Wirkungsweise von Strophanthin hat die Schlossapotheke in 56068 Koblenz, Schlossstraße 17, Tel. 0261-18439. Fax -12449, dr.eichele@t-online.de. Apotheker Dr. Eichele freut sich, wenn er Ihnen behilflich sein kann. Rufen Sie ihn an. Dr. Eichele stellt Ampullen und Strophanthintropfen her, und in Zeiten, wenn die magensaftresistenten Strophanthinkapseln nicht erhältlich ist, auch eigene Strophanthin mr Kapseln (z.Z. nicht lieferbar, d. Red.).

Auch langjährige Erfahrung hat die Apotheke Am Markt, Apotheker Jens Boving, Dalkinger Straße 6, 73463 Westhausen,
weitere Adresse: Marktplatz 18, 73479 Ellwangen, Tel. 07363-953444, E-Mail: kontakt@schwabengesundheit.de. Diese Apotheke ist die zweite mir bekannte in Deutschland, die Strophanthin herstellt, diesbezüglich berät und es verkauft.

Beide Apotheken verschicken unter Vorlage eines Rezeptes auch ins Ausland, z.B. nach Österreich oder in die Schweiz.

Das Rezept für die Tropfen sollte lauten:
g-Strophanthin-Lösung 4mg/g, 100 ml (1 x oder ein Mehrfaches davon, möglich auch 6mg/g)

Eine Möglichkeit für den Bezug der Urtinktur besteht hier: http://www.teebrasil.com (in Suchmaske „Strophanthin" eingeben). Sie verschicken auch von Europa aus und kommunizieren auf Deutsch.

Weil bezüglich des Strophanthins das Erfahrungswissen, seine Anwendungen und jetzt auch seine Bereitstellung ständigen Veränderungen unterworfen sind, empfehle ich, den aktuellsten Stand den folgenden Websites zu entnehmen:

meiner eigenen **www.strophantus.de**,
der von Rolf-Jürgen Petry **www.strophanthin.org**,
der von Dr. Knut Sroka **www.herzinfarkt-alternativen.de**.

27. Literaturverzeichnis

Erstellt durch den Heilpraktiker und Wissenschaftler Rolf-Jürgen Petry (www.strophanthin.org, Strophanthin@web.de). Er schrieb das aktuellste und umfangreichste Standardwerk über Strophanthin: **„Die Lösung des Herzinfarktproblems durch Strophanthin – eine pflanzliche Substanz ohne Nebenwirkungen**".

V. = Verlag. S. = Seite(n). Fa. = Firma. Auf l. = Auflage.

Apotheker A. Herbert GmbH: Eine Dokumentation ambulanz-kardiologischer Therapie-Ergebnisse nach Anwendung oralen g-Strophanthins, 1984 (Umfrage bei 3645 Ärzten, Stellungnahme von 306 Ärzten mit Angabe des Namens und Adresse)

B. Adolphs: Ein Beitrag zur oralen Strophanthin-Therapie im Alter. (Darstellung von 4 Fällen) Münchner Medizinische Wochenschrift 117:412-413, 1975

B. Kern: Die orale Strophanthin-Behandlung. Verlag Enke, 1951

B. Kern: Zum Nachweis der Strophanthin-Resorption. Medizinische Monatsschrift 6:371-374, 1952

B. Kern: Zur Infarktverhütung durch Myokardbehandlung. Der Landarzt 44:1146-51, 1968

B. Kern: Der Myokardinfarkt. Haug Verlag 1969, 3. Aufl., 1974

B. Kern: Drei Wege zum Herzinfarkt. Kardiologie-Verlag, 1971

B. Kern: Diagnostik und Therapie der Myokardschäden zur Infarktverhütung. HP-Journal 4, 1978

B. Kern: Sensationsmeldungen aus den USA: "Der Koronar-Bypass war offensichtlich falsch programmiert..." Naturheilpraxis. 10:1161-1198, 1984

B. Kern: Arterien-Bypässe nutzlos. Naturheilpraxis 4-5:582-599, 1987

Brigitte Schult-Debusmann: Strophanthus g - Tod durch Unterlassung - und niemand ist schuld? Roman. Hierophant Verlag 2008

Dr. Th. Binder: Herzinfarkt: So beugen Sie vor. Kneipp Magazin (Schweiz) Heft 6, S. 10-13, 1998

E. Edens: Digitalis-Fibel. Verlag Julius Springer, Berlin 1941, 3. Auflage, 1948

Fa. Boehringer-Mannheim: Studienreihe: Für und wider die orale Strophanthin-Therapie, 1951

F. Kubicek, Th. Reisner: Hypoxietoleranz bei koronarer Herz-krankheit unter der Einwirkung von Digoxin, Beta-Methyl-Digoxin und g-Strophanthin. Therapie der Gegenwart 112:747-768, 1973

G.G.Belz u.a.: (ausnahmsweise eine engl.-sprachige Quelle, zeigt die Parallele von Strophanthin und einem Nitro_Präparat: Pharmadynamic effects of Ouabain following single sublingual and intravenous doses in normal subjects. European Journal of Clinical Pharmacology 26: 287-292, 1984

H. Brembach: Infarktvorbeugung in der Arbeitsmedizin. notabene medici 7:613-616, 1984

H.P. Erdle u.a.: Resorption und Ausscheidung von g-Strophanthin nach intravenöser und perlingualer Gabe. Deutsche Medizinische Wochenschrift 104: 976-979, 1979 (= tendentiöse Kurzfassung der Doktorarbeit):

H.P. Erdle: Pharmakokinetik des g-Strophanthins nach perlingualer und intravenöser Gabe. Inaugural-Dissertation Heidelberg, 1979

H. Kaegelmann: Die allerdringlichste Notwendigkeit des weltweiten Einsatzes von Strophanthin. Gesundheitspolitische Umschau 6: XLVI-XLVIII, 1992

H.-W. Pauls: Über 25 Jahre Behandlung und Infarktprophylaxe mit perlingualem Strophanthin („Strodival"). Erfahrungsheilkunde 48:71-76, 1999

H.H. Schöffler (Hrsg.): Myokardinfarkt - Das rheologische Konzept in Theorie und Praxis. Verlag Gentner, Stuttgart, 1980

H. H. Schöffler: Wissenschaftskrise Herzinfarkt Kardiologie Verlag Haubersbronn-Schorndorf, 1973

H.J. Sarre: Zum Thema: Digitalis oder Strophanthin. Therapiewoche S.570-571, 1950/51

H.J. Sarre: Strophanthinbehandlung bei Angina pectoris. Therapie-Woche S. 311-314, 1952 /53

H. Salz, B. Schneider: Perlinguales g-Strophanthin bei stabiler Angina pectoris. Ergebnis einer placebokontrollierten doppel-blinden Praxisstudie. Zeitschrift für Allgemeinmedizin 33:1223-1228, 1985

H. Schaefer, M. Blomke: Herzkrank durch psychosozialen Stress. Hüthig-Verlag, 1977

H. Schaefer: Der Infarkt ist ein zelluläres Ereignis. Rundbrief der Gesellschaft für Infarktbekämpfung 32, 1978, siehe oben.

Helmut Völkner: Strophanthin – das „Herzensmittel". Nexus Magazin Heft 32, 2010

J.P. Herrmann, R. Ellinger, W. Dürsch: Beiträge zu Strophanthin oral bei Angina pectoris. Ärztliche Praxis 41:853, 1989

J.P. Hermann: Zur Pharmakologie von g-Strophanthin. therapeutikon 9:13-19, 1988

J.P. Herrmann: Orale g-Strophanthin-Therapie ´92. Der Allgemeinarzt 4:360-362, 1992

Josef Karl: Erfahrungen mit g-Strophanthin D4 magnet-activ. Naturheilpraxis Heft 10, 1986

K. Kaemmerer, M. Kietzmann: Verhalten der Eiweißsynthese im Herzmuskelgewebe von Ratten nach oraler Gabe von g-Strophanthin. Berlin-Münchener Tierärztliche Wochenschrift. 98:262-267, 1986

Manfred von Ardenne und Berthold Kern: Der Herzinfarkt als Folge der lysosomalen Zytolyse-Kettenreaktion. Dtsch.Gesundheitswesen 26:1769-1780, 1971

M. von Ardenne, P.G. Reitnauer: Messungen zu Elementarvorgängen des Herzinfarkts. Cardiologisches Bulletin 4/5:51-72, 1971

M. v. Ardenne: Medical Tribune 11: Nr. 44, 1976

M. v. Ardenne, B. Kern, R.E. Dohrmann, R. Heinecker, L. Delius, K. Greeff: Beiträge zu „Strophanthin per os: Kampf um empirisches Erbe der Praxis ? Ärztliche Praxis 30:1340-1345, 1978

M. Halhuber u.a.: Zur Strophoraltherapie. Medizinische Klinik 36:1440-1443, 1954

Peter Schmidsberger: Die Biologische Medizin im Recht. (über den Prozeß gegen die Zeitschrift „Stern") Hufeland Journal 7:10-18, 1992

R.E. Dohrmann u.a.: Klinisch-poliklinische Studie über die Wirksamkeit von g-Strophanthin bei Angina pectoris und Myocardinfarkt. Cardiologisches Bulletin 14/15:183-187, 1977

R.E. Dohrmann u.a.: Senkung der Infarktletalität doch möglich? Ärztliche Praxis 29:1003-1004, 1977

R.E. Dohrmann u.a.: Orales Strophanthin in der Therapie der Herzkrankheiten u. speziell der koronaren Herzkrankheiten.

R.E. Dohrmann: Neuere Therapie der instabilen Angina pectoris bei koronarer Herzerkrankung. Erfahrungsheilkunde 33:183-90, 1984

R.E. Dohrmann, E.Schlief-Pflug: Echokardiographische Studie zum Wirkungsnachweis äquivalenter Dosierungen von Nitrolingual (0,8 mg Glyceroltrinitrat) und Strodival spezial (12 mg g-Strophanthin) bei Patienten mit koronarer Herzkrankheit. 1) Erfahrungsheilkunde 35:61-66, 1986, identisch mit 2) Cardiologisch-Angiologisches Bulletin 23:18-22, 1986

R.E. Dohrmann & R.F. Heller: Therapeutische Ergebnisse beim akuten Myokardinfarkt unter Anwendung hoch dosierter Steroidgaben und fluiditätsbeeinflussender Pharmaka. Cardiologisch-Angiologisches Bulletin 24: 17-22, 1987

R.E. Dohrmann: Kritische Anmerkungen zur Wirksamkeit von g-Strophanthin. therapeutikon 9:9-11, 1988
R.P. Mehrwald: Lebensretter Strophanthin. Natur und Heilen 06: 13-22, 2006
R.-J. Petry: Die Lösung des Herzinfarkt-Problems: Erfahrungsheilkunde 53:65-73, 2004
R.-J. Petry: Strophanthin. Im Springer Verlag: Naturheilverfahren (08.27) S. 1-22, 06/ 2005
R.-J. Petry: Die Lösung des Herzinfarkt-Problems. Sachbuch, Florilegium Verlag 2006, 2010, 2012
Rundbriefe der Internationalen Gesellschaft für Infarktbekämpfung (später „Infarktverhütung"), Schorndorf-Haubersbronn, 1973 bis 1990, in Büchereien, meist nur per Fernleihe erhältlich
S. Beyer-Enke: Die Wirksamkeit oraler Strophanthin-Therapie. Der Deutsche Apotheker 42:113-119, 1990
U. Köhler: Vorbeugung u. Behandlung hypoxischer Herzschäden. notabene medici 5:13-19, 1975
Udo Köhler: Die orale Strophanthintherapie bei Angina pectoris. notabene medici 6:6-12, 1976
V. Schwabe: Strophanthin, das vergessene Medikament. CoMed Heft 2, S.74-78, 2007
etliche weitere Artikel ab 2003, z. B. Naturheilpraxis, raum und zeit u.a.
W.Doerr u.a.: Neues und Kritisches vom und zum Herzinfarkt. Sitzungsbericht der Heidelberger Akademie der Wissenschaften, math.-nat. Klasse, Springer Verlag, 1974
W. Dürsch: Sind die meisten Infarkte verhütbar? 2 Bände. Verlag Kritische Wissenschaft, Windeck, 1992
W. Dürsch: Hyperskandal Dogmosen. Verlag Kritische Wissenschaft, Windeck, 1992
W. Kämmerer: Strophanthin ist ein Hormon. Pharmazeutische Zeitung 114:32-37, 1999
W. Rothmund: Kurzfibel der kardiologischen Praxis, Kardiologie Verlag Haubersbronn-Schorndorf, 1971
Deutsches Ärzteblatt 28:1642, 1978

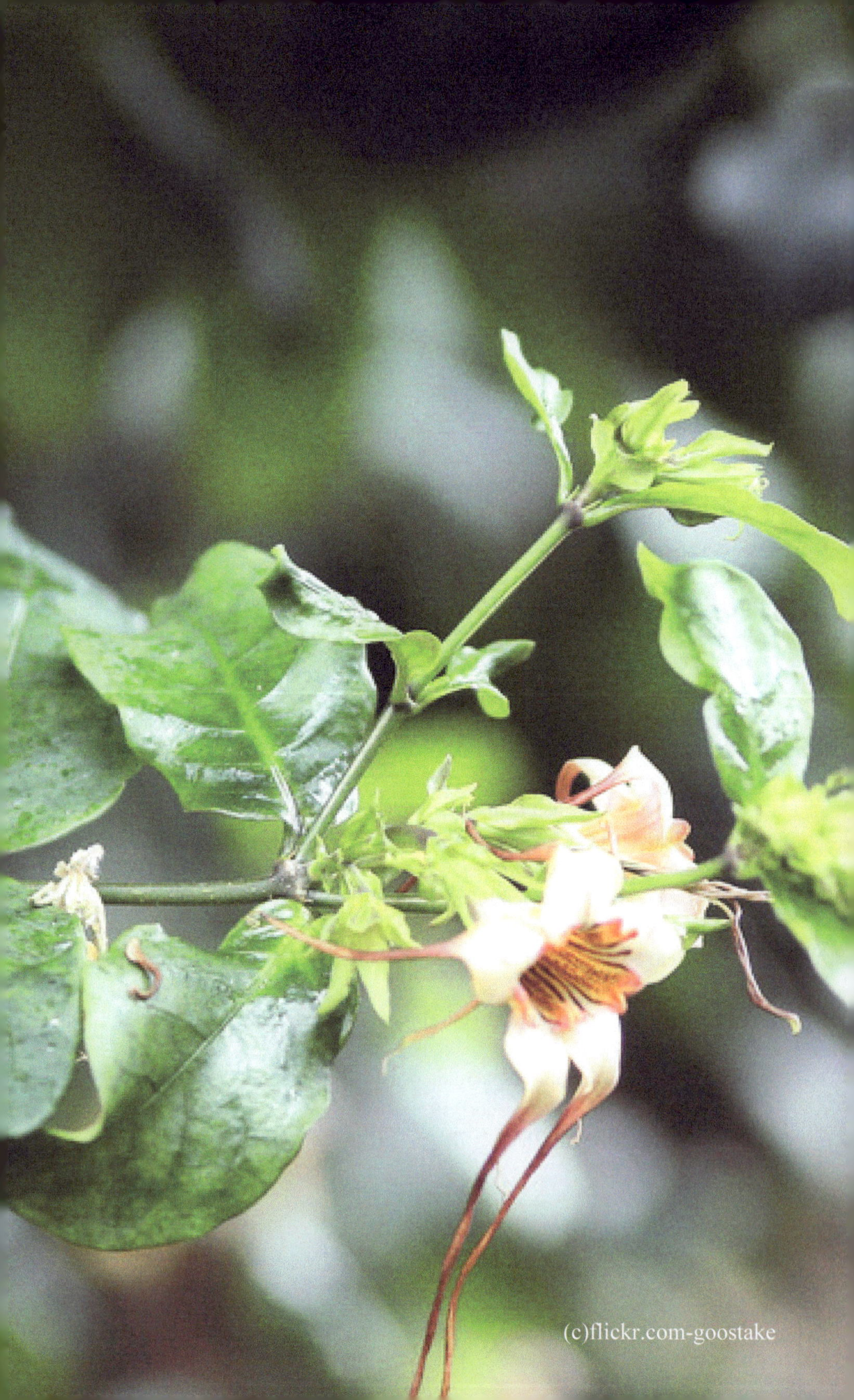
(c)flickr.com-goostake

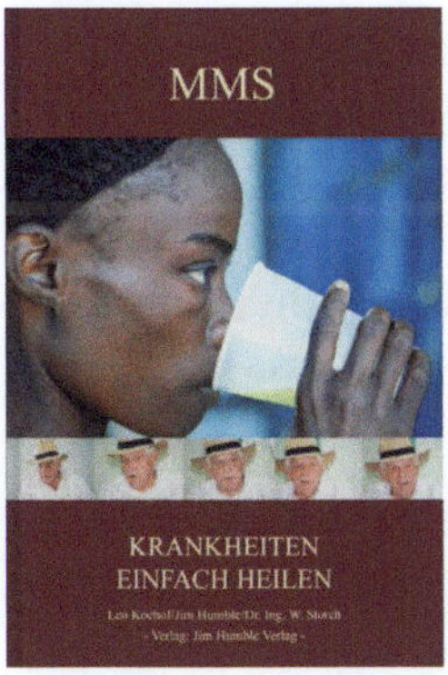

MMS

KRANKHEITEN
EINFACH HEILEN

Das lang ersehnte
MMS-Anwenderbuch

Nach der ersten Auflage von Jim Humbles Buch "MMS - Der Durchbruch" im Jahre 2007 hat Jim Humble nicht still gesessen, sondern die Anleitungenvon MMS weiterentwickelt. In diesem Buch, in dem Jim Humble als Co-Autor mit gearbeitet hat, finden Sie die neusten Anleitungen und Anwendungsverfahren mit MMS, einfach und detailliert beschrieben und mit vielen Fotos illustriert.

Jim Humble sagt zu diesem Buch:
"Leo Koehof, der Autor dieses Buches, hat viel Zeit mit mir in verschiedenen Ländern dieser Erde verbracht. Zunächst besuchte er mich für eine Woche in Malawi, Ostafrika, wo er Zeuge wurde, wie wir dort in einer Klinik viele Menschen mit MMS von Krankheiten wie HIV/AIDS und ihren vielen Begleiterkrankungen heilten. Obwohl er in Mozambique schon viele Menschen mit MMS behandelt hatte, besuchte er mich in der Dominikanischen Republik, um an meinem ersten Seminar über MMS teilzunehmen.
eim Lesen dieses Buches, das mit sehr viel Sorgfalt und Geschick geschrieben wurde, muss ich bekennen, dass es in mancher Hinsicht besser ist als meine eigenen Bücher über MMS.

Obwohl MMS einfach in der Anwendung ist, ist dennoch ein solides Wissen notwendig, Leo hat in diesem Buch die verschiedenen An-wendungsbereiche und Anleitungen von MMS in einer einfachen aber präzise Sprache verfasst, die auch für Laien verständlich ist.... "

Jim Humble

178 Seiten * ISBN: 978-9-08879-002-7 * Hardcover [D]

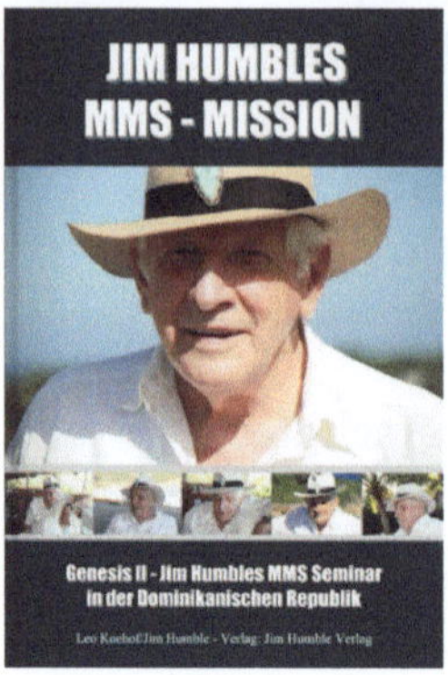

JIM HUMBLES
MMS-MISSION

Jim Humbles MMS-Seminar in der Dominikanischen Republik

Das neue MMS-Handbuch für Heilpraktiker, Therapeuten und interessierte Laien.

In diesem Buch sind die Informationenüber MMS, die Jim Humble über die Jahre erforscht hat, detailliert ausgearbeitet.
Lesen Sie was Jim Humble mit seiner Genesis II Kirche beabsichtigt, und erfahren Sie aus diesem Seminar, wie Sie mit MMS kranken Menschen helfen können.

Die neusten Informationen und Anleitungen zu MMS in einem Buch kompakt zusammen gefasst:
* Über MMS-3
* MMS-3000 Anleitung
* MMS und Tiere
* 10 weitere „Master Minerals“
* Fragen und Antworten
* Krankheitsbilder von A-Z
* 200 MMS-Examenfragen
* MMS in Haiti

Dieses Buch „Jim Humbles MMS-Mission“ enthält die neuesten Informationen und Erkenntnisse Jim Humbles bezüglich der Anwendungen von MMS und ist somit eine komplette Grundlage über MMS, die als Grundlage für Seminare und Schulungen verwendet werden kann.

220 Seiten * ISBN: 978-9-08879-016-1 * Softcover [D]

DIE WELTENLÜGE

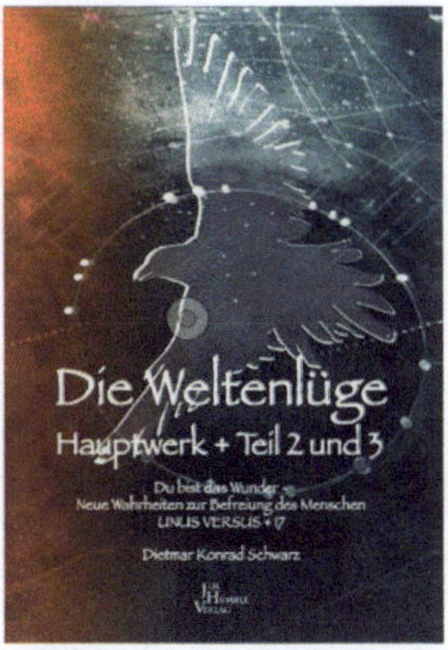

Die Weltenlüge
Teil 1-3 – Level 1-6

Du bist das Wunder -
Neue Wahrheiten zur
Befreiung des Menschen
UNUSVERSUS + 17

288 Seiten * ISBN: 978 9 088791 96 3 * Hardcover [D]

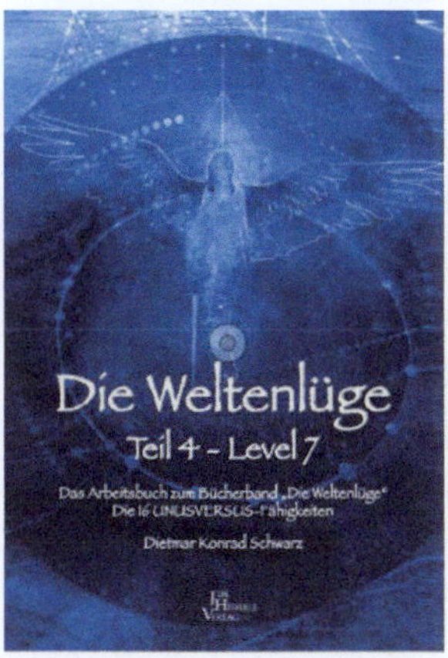

Die Weltenlüge
Teil 4 – Level 7

Das Arbeitsbuch zum
Bücherband „Die Weltenlüge“
Die 16 UNUSVERSUS Fähigkeiten

128 Seiten * ISBN: 978 9 088793 63 9 * Hardcover [D]

Gesamter Bücherband
Die Weltenlüge
Teil 1-4 – Level 1-7

ISBN 978 9 08879364 6

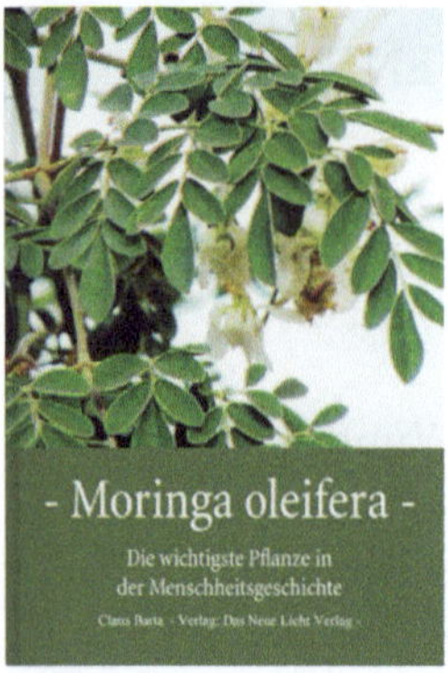

MORINGA OLEIFERA

Die wichtigste Pflanze in der Menschheitsgeschichte

Der Autor Claus Barta hat nach jahrelangen und akribischen Recherchen über Moringa Oleifera ein großartiges Sammelwerk über diesen wahren „Wunderbaum“ zu Stande gebracht. Dieses Buch hat als Sach-, Fach-, und Lehrbuch bei Ärzten, Heilpraktikern und Nahrungswissenschaftlern große Begeisterung und Faszination ausgelöst. Durch die einfache und sorgfältige Art der Erläuterungen und den vielen schönen Fotoaufnahmen des Moringabaumes ist dieses Buch auch geeignet für Laien und all diejenigen, die sich aus Interesse gerne mit dem Thema Nahrung und Gesundheit befassen möchten.

Gab es im Jahre 2008 im Internet noch keine deutschsprachigen Informationen über Moringa Oleifera, so können Sie heute schon vieles über diese Pflanze finden. Immer wieder hören wir die gleiche Frage: „Warum habe ich nicht eher von Moringa gehört?“ Vielleicht ist für Sie der Name „Moringa“ auch noch ein Fremdwort. Unser Rat: Lesen Sie das Buch „Moringa Oleifera - Die wichtigste Pflanze in der Menschheitsgeschichte“ und lassen auch Sie sich von der wundervollen Heilkraft der Natur inspirieren.

Dank einiger engagierter Personen, wobei auch der Name von Prof. Dr. Klaus Becker nicht fehlen darf, konnte Moringa Oleifera in weniger als zwei Jahren bei einer großen Zahl von gesundheitsbewussten Menschen in Deutschland bekannt werden.

368 Seiten * ISBN: 978-9-08879-013-3 * Softcover [D]

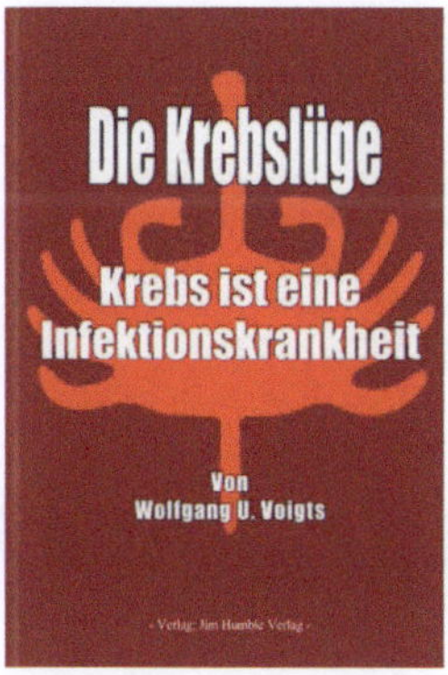

DIE KREBSLÜGE

In diesem Buch von Wolfgang U. Voigts lernen Sie die Erkrankung Krebs als ein Perpetuum Mobile kennen, das durch die „Chemie-Pharma“ nach dem Zweiten Weltkrieg entwickelt und bis zum heutigen Tag bewusst aufrechterhalten wurde.

Durch Fehlinformationen und Lügen wurde ein manipuliertes falsches Krankheitsbild erzeugt. Mit Beherrschung der Medien und Ausbildung eines gewaltigen Netzwerkes wurde dieses falsche Krankheitsbild weiter verbreitet.

Schon seit nahezu hundert Jahren sind die Zivilisationskrankheiten der Menschen ein lukratives Geschäft für die Pharma-Industrie. Diejenigen, die in diesem Geschäft die Fäden ziehen, sehen ihr Einkommen nicht gerne geschmälert. Krebs ist dabei eine der lukrativsten Quellen, die man auch weiterhin „ausbeuten“ will.

Als Wissenschaftler und „Krebskranker“ auf der Suche nach Heilung wurde er schnell mit den Widersprüchen der Medizin bzgl. dieser und anderer Zivilisationskrankheit konfrontiert und fing an, unkonventionelle (Aus-)Wege zu suchen. Er wusste den Krebs zu stoppen und den Körper ohne jegliche pharmazeutische Therapie, nur mit natürlichen Mitteln, zu heilen.

Die Krebslüge ist ein empfehlenswertes Buch für alle, die mit der Krebskrankheit konfrontiert sind, aber auch für all diejenigen, die sich vor solch einer Diagnose schützen wollen.

308 Seiten * ISBN: 978-9-08879-023-4 * Softcover [D]

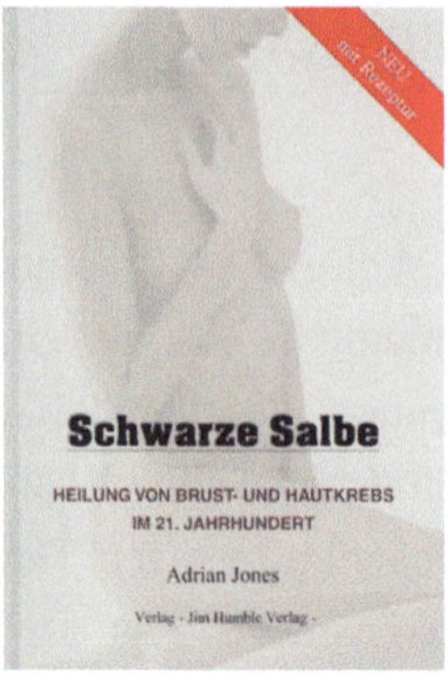

Schwarze Salbe

HEILUNG VON BRUST- UND HAUTKREBS IM 21. JAHRHUNDERT

Das neue Credo nach MMS

Die Schwarze Salbe ist eine neu entdeckte, aber altbewährte „Salbe“, die leider in Vergessenheit geraten ist. Bei dem Wort „Salbe“ denkt man sofort an eine medizinische Creme zur Behandlung von Hautkrankheiten. Bei der „Schwarzen Salbe“ handelt es sich jedoch um eine Diagnosemöglichkeit, ob Sie Krebs haben oder nicht.

Tragen Sie die „Schwarze Salbe“ einfach für 24 Stunden auf die vermutete Krebsstelle auf. Danach können Sie die Salbe mit warmem Wasser abwaschen.

Wenn Sie nun etwas „Besonderes“ erwarten, könnten Sie enttäuscht werden. Die meisten Menschen spüren die ersten Tage nichts. Der Nachweis, ob es sich um vermuteten Brust- oder Hautkrebs handelte, vollzieht sich oft in der Tiefe des Gewebes.

Innerhalb von ca. 14 Tagen fällt das Krebsgeschwür aus der Haut heraus. Nun wissen Sie, dass es sich um einen bösartigen Tumor handelte.

Differenzierung: Hat sich ein Krebsgeschwür gebildet, dann werden die Krebszellen von der gesunden Haut getrennt und das kranke Gewebe löst sich und fällt aus der Haut heraus.

Lesen Sie alles dazu in diesem ungewöhnlichen Buch!

190 Seiten * ISBN: 978-9-08879-021-8 * Softcover [D]